生き方を変えれば病気は治る

アトピー、がん、うつ病は自律神経の不調が原因だった

日本自律神経病研究会編

静風社

はじめに

　2001年4月に発足した『日本自律神経免疫治療研究会』は、2016年に『日本自律神経病研究会』と名称変更し、現在に至っております。改名したいきさつ、理由については、第1章に詳しく述べてあります。

　当研究会は、安保徹、福田稔先生が提唱した自律神経免疫理論（現自律神経病理論）を基に、難病の治療をはじめ、さまざまな病気の予防、治療に専念し、年2回、その成果を発表しております。

　長年当研究会を指導されてきた安保先生は、自ら先頭に立って数多くの講演をこなし、何十冊もの書を著し、本理論を世に知らしめることに尽力されてきました。しかし、大変残念なことに2016年に他界されてしまいました。

　「病気は生き方を変えれば自然に治る」

　安保先生が最後の講演でくりかえし、口にされていた文言です。当研究会はこの言葉の持つ深い意味を遺言として捉え、先生の志をしっかりと次世代につなげていかなければならないとの強い思いを抱いております。

　当研究会ではその一環として、日々進化している治療法とともに、自律神経病理論を今一度知っていただこうと、本書を世に出すことを企画しました。

　文中の随所に散りばめられている根本的な健康、医療への取り組み方はみなさんの生き方や健康そのものに対する今までの考え方を転換するきっかけとなることでしょう。

　次に本書の構成ですが、第1～5章に分け、当研究会の指針をはじめ最先端の治療に至るまで、幅広い視点から取り上げています。

　第1章は福田—安保理論の成り立ちから自律神経病理論へと発展するまでの経緯をわかりやすく紹介、説明します。

　第2章はがんを克服した方の治療体験を紹介します。対照的なお二人の体験談はおおいに参考になることと思います。

　第3章は当研究会会員による症例報告です。今までに発表した内容を再度まとめました。図版やデータから治療家の努力とその成果が伝わってきます。

　第4章は安保先生への追悼です。先生の親友による印象深い思い出話、当研究会会員による安保語録の解説を収載しました。

　第5章は自律神経病理論からがんの三大療法の意味を改めて考えてみます。

　最後になりましたが、「おかげさまで病気を治すことができました」という当研究会に寄せられるお礼状を励みに、一人でも多くの患者さんに自律神経病理論に基づいた新しい医療を納得していただけるよう、会員一同、さらに活動をしてまいります。

　本書が一般の方から専門家まで、多くの方に愛されることを願ってやみません。

日本自律神経病研究会
理事長　永野剛造

目次

はじめに ……………………………………………………………… 3

第1章 自律神経病理論と治療 …………………………… 7

福田―安保理論から自律神経病理論へ
永野剛造 …………………………………………………………… 8

アセチルコリンとマクロファージ
髙木智司 …………………………………………………………… 30

第2章 私のがん治療体験 ………………………………… 35

自然療法で完治したスキルス性胃がん
Aさん ……………………………………………………………… 36

口腔がん闘病記
小川　優 …………………………………………………………… 43

第3章 症例 ……………………………………………………… 53

1　アトピー性皮膚炎を併発した3例の全頭型円形脱毛症の治療経験
　　永野剛造 ……………………………………………………… 54

2　アトピー性皮膚炎が劇的に改善し、半年で軽快した2症例
　　笹原茂儀 ……………………………………………………… 60

3　歯科治療を中心にして症状が改善した掌蹠膿疱症とアトピー性皮膚炎の3症例
　　片山　修 ……………………………………………………… 64

4　顎の骨を拡げて歯並びを治し、気道を拡げてアトピー性皮膚炎を治療した症例
　　松見哲雄 ……………………………………………………… 71

5　歯科治療による皮膚疾患の改善
　　阿部昌義 ……………………………………………………… 74

6　難治性円形脱毛症3症例の治療経験
　　永野剛造 ……………………………………………………… 79

7 鍼灸・刺絡療法と温熱免疫療法との併用で、十二指腸カルチノイド腫瘍が消失した症例
谷口茂樹・・・ 87

8 潰瘍性大腸炎患者の9年間、病気を克服し子ども二人に恵まれた症例
内野孝明・・・ 91

9 卵巣がん手術と抗がん剤治療による副作用からQOLが改善した症例
谷口茂樹・・・ 95

10 精神薬による薬剤性てんかんの治療例および精神薬からの完全離脱
吉田純久・・・ 99

11 二宮整体を用いたうつ病、パニック障害の治療
高瀬裕司・・ 102

12 うつ病の自律神経病治療およびエネルギーから見たうつ病の本質と治療の考え方
永野剛造・・ 110

第4章 安保徹先生と私 ・・・・・・・・・・・・・・・・・・・・・・・ 113

安保徹先生の思い出
川田信昭・・・ 114

安保先生に教えられた塩分の大切さとアレルギーの本質
内野孝明・・ 120

第5章 自律神経病理論から見たがんの三大療法 ・・・・・・・・ 131

がんの発症理論と化学療法、放射線治療が自律神経に及ぼす影響
永野剛造・・ 132

刊行を終えて ・・ 150
参考文献 ・・・ 152
執筆者一覧 ・・ 153
「☆厳選☆日本自律神経病研究会会員の医療機関と診療施設」・・・・・・・・・・・・ 154

第1章

自律神経病理論と治療

福田―安保理論から
自律神経病理論へ

永野剛造（日本自律神経病研究会理事長）

福田―安保理論の成立と発展

　福田―安保理論はその誕生の経緯を含め、これまで幾多の書物や講演会を通して紹介されてきました。ご存知の方も多いと思いますが、お二人と身近に接してきた研究会の一員の視点で改めて紹介していきます。

　福田稔先生は感性に優れ、安保徹先生は研究者、理論家として存分に能力を発揮していました。お二人は偶然にも新潟市内で一方は外科医として、もう一方は新潟大学の免疫学の教授として同時期に活躍されていたのです。

　"世にも不思議な物語"を地でいくような"世にも不思議な出会い"がそもそものはじまりです。今にして思えば福田―安保理論の成立には、偶然とは思えない力が働いていたのではないでしょうか。

　福田先生は外科医として優秀なのはもちろん、万事に才能を見せ、趣味のゴルフもシングルの腕前でした。そしてゴルフと虫垂炎を関連づけた発見をすることになります。

　虫垂炎にはそれほど炎症の強くないカタル性（粘膜層の炎症）、ひどい炎症が起こり全体に化膿性の炎症が起こる蜂窩織炎性（全層の炎症）、最悪の場合は組織が壊れてしまう壊疽性があります。

　カタル性の軽症の虫垂炎はしばらく様子を見ていても問題ありませんが、炎症の強い蜂窩織炎性の虫垂炎で、壊疽性の場合はすぐに手術をしないと、炎症が腹部全体に広がって、腹膜炎を起こしてしまいます。

　虫垂炎は福田先生個人にとっても切実な問題でした。なぜかゴルフに最適なよく晴れた日になると、重症の虫垂炎患者が病院に担ぎ込まれて、ゴルフを断念することが重なり、そのことがストレスになってしまったのです。同じような状況が何回も続くにつれ、先生は虫垂炎と気候の関係について考えるようになりました。

　「もしかすると虫垂炎には気圧が関係するかもしれない」と考えた先生は、大きな気圧計を手に入れて毎日測定をはじめました。個人的な問題から虫垂炎が起こ

る理由を考えたところが、先生の面目躍如たるところでしょう。

　新潟市は気候がはっきりしていますから、晴れた日は高気圧に、どんより曇った日は低気圧に覆われるという気象状況も確認しやすい地域です。その結果、次のような気圧（天気）と虫垂炎に関する法則性を見つけました。

　気圧が高くよく晴れた日には重症の虫垂炎が多い。
　気圧が低く天気の悪い日には軽症の虫垂炎が多い。

　これは大発見に違いないと確信した先生は、周囲の人に話してみました。ほとんどの人が相手にしてくれないなかで、話のわかる方が紹介してくれたのが安保先生でした。当時安保先生は新潟大学の免疫学の教授として、既に白血球のなかのリンパ球の研究で世界的な業績を残していました。

　虫垂炎は一般にいう盲腸炎で、盲腸の先端にある虫垂の炎症反応です。炎症反応は白血球によって引き起こされますから、白血球の専門家である安保先生にとってはとても興味のある内容だったのでしょう。今度は毎日自ら採血して実験をはじめました。そうして見つけたのが自律神経と白血球の関係性です。

　交感神経が優位になると顆粒球が増え、副交感神経が優位になるとリンパ球が増えるという法則を発見したのです。

　自律神経は交感神経と副交感神経でできていて、活動するときには交感神経が強く働き、休んでエネルギーをたくわえるときには副交感神経が強く働きます。

　自律神経のバランスがわかれば、体全体の状態を知ることができるのです。したがって自律神経の状態を知る方法があれば、誰でも簡単に自分の健康状態を把握することができるようになります。

　以前から、自律神経のバランスについては研究されてきました。しかし実際に測定するとなると難しく、簡単かつ正確に、しかも臨床で使えるくらい安価な方法は見当たらなかったのです。生理学で研究されてきた心拍変動を測定する機械が最も信頼度の高いものでしたが、高価で簡単に手に入れることはできませんでした。ところが、両先生が見つけた自律神経の法則によって、容易かつ安価にそれを確認できるようになったのです。

　さらに、ここから大きく進展します。福田先生が独自の刺絡（しらく）療法によって自律神経を整える治療法を確立したのです。それは悪い血と気を体外に流し出すことを目的に、注射針を刺して排出するというとても激しい治療法でしたが、効果はすばらしいものでした。

　そのためアトピー性皮膚炎、がんなどの患者さんが、福田先生の医院に殺到す

るようになりました。

その頃に立ち上げたのが「日本自律神経免疫治療研究会」です。現在は「日本自律神経病研究会」に改名していますが、この理由は後述いたします。

日本自律神経免疫治療研究会の活動と成果

「刺絡療法でがんを治すことができる」という福田先生の主張は大変な評判になりました。がん以外にもアトピー性皮膚炎、リウマチなどの自己免疫疾患、そのほか現代医学で「難病」といわれる疾患も改善できるということで、マスコミにも大々的に取り上げられ、当研究会会員の治療院にもたくさんの患者さんが受診しに訪れました。

福田先生は刺絡療法をするときに「気を流しなさい。気の滞りを"溜滞"といって、その溜まった気を流せば病気は治ります」と口癖のように説明していました。

その後、磁気針を使った、血を出さないで治療する方法もはじまりました。

刺絡療法（現在はつむじ療法へと発展）を活用した当研究会会員からも、アトピー性皮膚炎、膠原病などの治療報告が次々となされるようになりました。

つむじ療法は、自身がうつ状態のときに、頭頂部のツボ「百会」の鍼治療を受けても効果がなく、つむじのあたりに鍼を打たれたときに、気がすっと通ってうつが治ったという劇的な体験からはじまったものです。

先生の治療法は毎月のように変化し、治療範囲は、頭から首、腰、股関節へとだんだんと下に降りていきました。これは気の滞りが徐々に体の下のほうに降りていくことと一致しています。また皮膚科の医師によると、アトピー性皮膚炎が改善してくると、症状は身体の末梢に降りてくるそうですが、それとも合致しているのです。

安保理論の発展

安保先生は当研究会で毎回1時間ぐらいの講演をしていました。そして「僕はこの研究会で恥をかかないために勉強しています。ですからこの研究会が一番大事なのです」と常々語っていました。

先生の理論は毎年のように進化、発展していきました。非常に有名になったその理論を原点から説明してみましょう。

1)「自律神経の白血球支配の法則」

白血球には顆粒球とリンパ球が一定の割合で存在しています。もともとこれらの

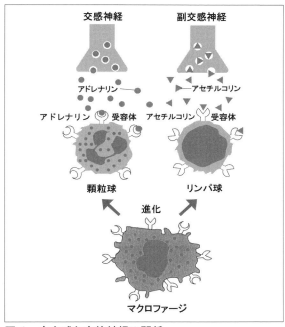

図1　白血球と自律神経の関係
※『鍼灸美容学』（静風社）Abo T et al, 2010 の図より引用改変

細胞は同じ血液細胞のマクロファージから変化してできたものです。マクロファージの貪食機能を強めたものが顆粒球で、接着因子を強くして微小なウイルスや抗原に反応するようになったのがリンパ球です。

　それまでも白血球の作用はわかっていましたし、白血球の割合に変化が起こることは医学上の常識です。

　例えば、細菌に感染すると白血球が増加します。そのときには顆粒球が急速に増えて細菌を退治します。一方、さらに小さなウイルスに感染したり、抗原などが体内に入ってきた場合は、リンパ球が活躍して対抗します。このように二段構えで体を守っているのが白血球の役割です。

　ここまでは以前からよく知られていましたが、白血球の数や、顆粒球やリンパ球の割合がどのようにコントロールされているかは疑問のままでした。それに答えたのが、福田、安保両先生の白血球の割合をコントロール（支配）しているのが自律神経であるとする理論で、「自律神経の白血球支配の法則」と呼ばれるようになりました。

それでは自律神経とつながっていない白血球はどのようにコントロールされているのでしょうか。

　この疑問は図1を見ると氷解します。白血球はマクロファージから分かれて顆粒球とリンパ球になりますが、顆粒球はアドレナリン受容体を、リンパ球はアセチルコリン受容体を持っていることが明らかになったのです。

　アドレナリンは交感神経から、アセチルコリンは副交感神経から分泌されます。この目に見えないアドレナリンとアセチルコリンという神経伝達物質が自律神経と白血球をつないでいたのです。この関係によって、自律神経が白血球をコントロールしていることがわかりました。

2）逆転の発想

　自律神経が白血球を支配しているということは、逆に白血球の割合によって自律神経の状態がわかるという、天地がひっくり返るような逆転の発想が生まれました。

　植物神経系ともいわれる自律神経は、生命体が生きていくための調整をしている神経です。ちなみに通常よく話題になる神経は、運動神経、感覚神経という活動するための神経組織で、動物神経系と呼ばれています。

　白血球中の顆粒球とリンパ球の割合、これを白血球分画といいます。当研究会ではその正常値を、顆粒球が54〜60％、リンパ球が35〜41％、白血球数で3000〜7000/μlとしています。通常の血液検査では、顆粒球で36〜73％、リンパ球で18〜59％が正常の範囲とされていますから、かなり厳格な値であるといえます。

　図2のようにシーソーに例えるとわかりやすいでしょう。父親と二人の子どもがシーソーで遊んでいます。最初は重い父親側が下がります。父親が優しく地面を蹴って子どもたちの側が下がると、今度は二人の子どもが激しく地面を蹴ります。こうしてある程度ギッタンバッコンやっていると、やがて子どもたちは疲れてきて蹴るのをやめます。父親がその様子を見ていて、「少し休もうか」といって子どもたちを休ませるのです。つまり元気な子どもが交感神経で、優しい父親が副交感神経です。

　私たちの体でもこうした光景と同じようなことが、常に起こっているのです。自律神経が体のバランスをとることによって、全体的に調節されているのです。

　活動時には交感神経が、休息時には副交感神経が働くという自律神経の機能については、それまで生理学の分野でしか研究されていませんでした。

　一方白血球については、血液学や免疫学の分野で研究されていましたが、自律

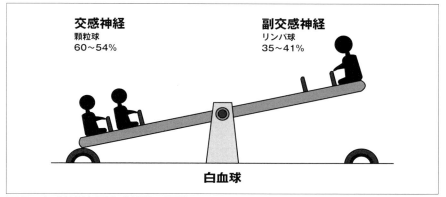

図２　交感神経と副交感神経の関係

神経との関係はまったくわかっていませんでした。

　どちらも基礎医学の研究で、それぞれミクロの世界まで追究されているにもかかわらず、そこにつながりがないとあまり役には立たないという実例です。現代医学の弱点とも共通する問題で、各分野で精密な理論や治療がほぼ完成されていても、横のつながりは希薄になる一方なのです。実際に医療現場でそう感じている方はたくさんいることでしょう。

　しかし安保先生の研究によって、交感神経が顆粒球をコントロールし、副交感神経がリンパ球をコントロールしていることが明らかになり、自律神経が白血球（免疫系）を支配することによって、体の免疫の調節の仕組みが統一されているということがわかったのです。

　それまで、自律神経が体の隅々までコントロールしていることは生理学の常識でしたが、自律神経が免疫系までコントロールしているということに気がついた人はいませんでした。なぜなら、肝臓や心臓などの臓器は自律神経とつながっていますが、白血球は神経とつながっていないため、その関係性がわからなかったのです。

　ところが前述したように、自律神経と白血球はアドレナリンとアセチルコリンという神経伝達物質によってつながっていることが証明されました。こうして盲点だった自律神経の働きがにわかに注目されるようになったのです。

　そして顆粒球とリンパ球の割合を見れば、自律神経のバランスが把握できるというすばらしい理論が誕生しました。この理論の真髄はこの一点にあります。

　医学系の勉強をした人にとっては常識で、議論の余地もないと思っていた理論

の奥に、さらに重要な真理を見つけ出したのです。

3) 自律神経の乱れと病気の発症

次に自律神経の乱れが続くとどのようなことが起こるのかを考えてみましょう。

交感神経は精神的、肉体的なストレスがかかると緊張します。ストレス社会といわれる現代では、交感神経のトラブルが圧倒的に多くなっています。

交感神経優位で起こる病気は大きく分けて五つです。①炎症性疾患（胃潰瘍、十二指腸潰瘍、潰瘍性大腸炎やニキビなど）、②代謝性疾患（糖尿病、痛風、高血圧）、③血管障害（動脈硬化、脳梗塞、心筋梗塞）、④がん、⑤神経障害（肩こり、腰痛、神経痛、パーキンソン病）です。いわゆる七大生活習慣病が該当します。

七大生活習慣病とは保険業界でよく使われている用語で、がん（悪性新生物）、心疾患、脳血管疾患、高血圧性疾患（高血圧症）、糖尿病、肝疾患（肝硬変）、腎疾患（慢性腎不全）をいいます。

交感神経の緊張が続くと顆粒球が増加します。もともと顆粒球の寿命は数日ですが、過剰になった顆粒球は寿命がくると、体の悪い（弱い）部分に集まってきて炎症を起こします。例えは悪いのですが自爆テロのようなものです。

典型的な例はニキビです。10代のニキビは青春のシンボルで、皮脂の分泌の過剰などが原因とされますが、会社勤めをはじめてからできる成人のニキビはストレスが原因です。ストレスなどで増加した顆粒球が毛穴に棲む常在菌のニキビ菌に対して過剰反応を起こし、その結果ニキビができるのです。

さらに、胃潰瘍や十二指腸潰瘍、潰瘍性大腸炎など消化管の粘膜の病気も発症しやすくなります。粘膜は一晩で入れ替わるくらい新陳代謝の激しい組織なので、顆粒球の影響を受けやすいのです。

皮膚も顆粒球の影響を受けやすい組織です。外界との接触が多い皮膚は、炎症を起こしやすいのです。

交感神経緊張で起こる変化は、顆粒球の増加だけではありません。血流障害もあります。血流障害が続くと代謝系に異常が起こり、高血圧、糖尿、痛風などの代表的慢性疾患や動脈硬化、心筋梗塞、脳梗塞などの血管系の疾患にも関係するのです。神経系の病気にも大いに関係していると考えられます。

さらに注意しなければならないのはがんです。血流障害、低酸素、高血糖が持続した結果、先祖返りのような状態になった細胞が無制限に増え出して、がん細胞になるのです。

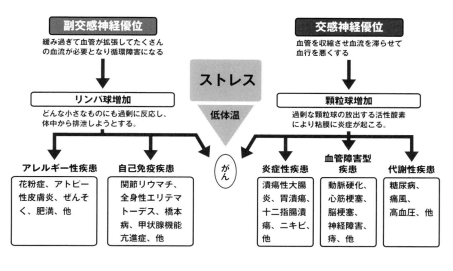

図3 自律神経の過剰反応が引き起こす病気

　一方、副交感神経優位な状態はどのような病気を起こすのでしょうか。

　リンパ球にはウイルスや花粉など体内に入った異物に対してそれを排除する働きがあります。リンパ球が多い人はゆったり、のんびりとした生き方をしているのが特徴です。血流も血管が開いてゆったり流れていますので、ストレスがかかると血流障害を起こしやすくなります。このような特徴から、花粉症、アトピー性皮膚炎、ぜん息などのアレルギー性疾患を起こしやすい傾向があります。

　また自己免疫疾患といわれる病気も引き起こします。関節リウマチ、全身性エリテマトーデス、橋本病、強皮症、そのほかの自己免疫疾患も同様です。

　アトピー性皮膚炎を例にとると、現代医学では対症療法しか考えないため、ステロイドにより炎症を抑えることが第一選択になっています。炎症を抑えている間に原因に対する根本治療をすればよいのですが、根本原因という認識がありませんので、結果としてステロイドの連用となり、ステロイドの効果がなくなると、今度は免疫抑制剤で免疫の反応を抑えてしまうのです。

　ステロイド連用は副腎皮質の働きを抑制してしまうため、薬から離脱することができなくなり、まさに難病になってしまうのです。

　リンパ球が多いがんも見られますが、本来人体の基本的な免疫システムは過剰

なくらいに保たれています。したがって三大治療に頼らずに免疫システムを正常に戻せば自然治癒する可能性は大きいのです。

　図3のなかに低体温とありますが、低体温も病気と大きなかかわりがあります。安保先生は血流障害に加えて、低体温を非常に問題にしていました。低体温になると体の代謝をつかさどる酵素の働きが悪くなり、エネルギーを生み出すシステムに問題が起こるからです。

　またエネルギー産生系のトラブルが続くことでも、がんが発生します。それはストレスに対する適応反応なのです。

　体の細胞は複雑な代謝機能を果たしていますが、その代謝反応はすべて酵素が関係しています。体内酵素には一番効率的に働く"至適温度"があります。これが不思議なことに37℃なのです。体内の環境が37℃であれば、酵素は活発に働きますからとても調子がよくなります。体内温度が高くなりすぎても、低くなりすぎても、酵素の働きは落ちてしまいます。

　酵素の働きが少しでも悪化すると反応スピードも落ちます。ちょうど高速道路で速度の遅い車が一台あると、徐々に全体の流れが悪くなり、ついには渋滞が延々と続くことになるのと同じ現象が体内でも起こるのです。その結果、エネルギー不足で体温が下がるという悪循環によって、体の機能が低下して病気を発症するのです。

　一般に体温測定には三つの方法があります。腋窩体温、舌下体温、肛門から測る直腸温です。

　腋窩体温は36.4℃以上が望ましいのですが、なかには36℃を切る人がいます。これは病気の一歩手前だと思ったほうがよいでしょう。37℃というのは体内温度です。腋窩体温は表面温度で体内温度より低くなります。

　体内温度に最も近いのは肛門の温度ですが、日常的な使用には向いていません。

　女性が使うことが多いのが舌下の温度です。これは基礎体温といって、目が覚めたときに測ることで女性の性周期を調べるのに適しています。

　しかし毎回口のなかに体温計を入れるのも手間なので、一般的には腋窩の体温が広く使われています。腋窩温度は口腔内の温度より不安定ですが、メリットもあります。皮膚温（体表面）の変化をより鋭敏に反映するのです。

　口腔温と腋窩温を両方測ることが本来望ましいのですが、腋窩温で日々の体温変化がわかるように記録しておけば十分でしょう。

4) 安保理論の到達点

　安保先生は研究や講演会を通じてさまざまな人と出会い、交流を深めるうち、考え方も変わっていったようです。

　はじめは純粋な免疫学者として、研究室でリンパ球などの免疫細胞と格闘する日々を過ごしていましたが、自分の理論が広まるようになってからは、毎週のように講演会を行うようになりました。

　懸命な先生の姿を傍から見ていたときにはわからなかったのですが、先生が亡くなられた後、代わりに自分で講演会を行うようになると、その気持ちがわかるようになってきました。

　生前、安保先生は、「日本の医療を変える、薬を使わない医療を広めよう」と言い続けていました。「しかし、実現にはとても大きな壁があって、それを突き破るためには半世紀はかかる」とも語っていました。いわずと知れた"政官財"のとてつもなく大きな壁です。先生はこの壁を破るためには、自分の理論を広めるしかないと考えていたのです。既成の医学会のなかでは無視されてしまうので、一般の意識から変えようと、毎週のように講演会に出かけたのでしょう。

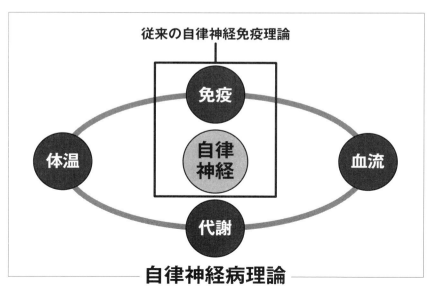

図4　自律神経免疫理論と自律神経病理論の違い

そうこうしているうちに、自律神経と免疫の話だけでは病気は治らないと考えるようになったようです。自律神経がコントロールするのは人体すべてである、そのなかでも血流・体温・代謝の三つが崩れると病気になるという結論に達し、特に血流・体温・代謝が一番大事だという方向に考え方が広がっていきました。それをあらわしたのが図4です。自律神経免疫理論から自律神経病理論への進化です。
　がんサバイバーの方たちとの交流も増えるなか、「自分の考え方や生き方を変えた」患者さんたちによるがん克服の情報をたくさん得るようになったことで、その考えはさらに進化しました。
　まさしく心のあり方で病気が治るという実例をたくさん見聞きして、心の問題に関心を持つようになったのです。
　その結果、免疫細胞との格闘からはじまり、自律神経を通して体全体のことを考え、最終的には肉体の外にある「心」というところに行きついたのです。
　「心・身」の両方が大切だということです。

5）病気を治す基本

　安保先生の考えが身体のみならず、心の問題を重要視するようになったことで、当研究会も、体の治療はもちろんですが、患者の根本的な生き方を変えることによって病気を治すという考え方を重視するようになりました。
　図5の「治療の家」でわかりやすく説明してみましょう。この図は、病気を治すことは家を建てることと同じだという考え方を示しています。家を建てるときやマンションを買うとき、最初に何を確認するでしょうか。一生に一度というくらいの大きな買い物です。まず慎重に土地の状態をチェックすると思います。
　このベースになる土地の部分が「心・精神」です。そして土台になるのが「日常生活」になります。土台のバランスが悪ければよい家は立ちません。土台がしっかりしていなければ、傾いた家を直すことは難しくなります。
　医療に置きかえると、体の基本条件が崩れていれば、いくら高額な治療や高度な医療を行っても、よい結果は出ないということを意味します。
　理にかなった生活をすることが、患者さんにとって大切なことなのです。きちんと生活を見直せば、ほとんどの病気は治癒に向かっていきます。生き方を変えることが、病気を治すための基本になるのです。
　安保先生の遺言「**病気は生き方を変えれば自然に治る**」という根本的な意味はここにあります。「心のあり方（生き方）、生活の仕方を正すことで病気は治ります」

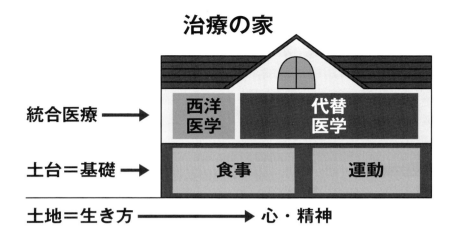

図5 治療の家の考え方

と断言しているのです。

　しっかりした土台の上に家を建てることです。洋風、和風などの家の選択は、その人の好みの問題ですが、治療の選択に関しては、できるだけ西洋医学と東洋医学を合わせた統合医療を重視してもらいたいと思います。

6）自律神経病理論への発展

　安保先生の考え方の変化を追っていくうちに、当研究会会員のなかにも従来の「自律神経免疫理論」という名称では、自律神経と免疫の関係だけを意識した理論になってしまうのではないかという疑問が生じてきました。「**自律神経の不調が起こると病気になる**」というのが先生の理論ですから、「**自律神経病理論**」という名称がふさわしいのではないかという意見です。

　議論をした結果、「自律神経病」という病名を提唱しようという意見が大勢を占めました。同時に研究会の名称も変更したほうがよいということになり、2016年に「日本自律神経病研究会」と改名しました。

　自律神経病という病名についてはどのように考えればよいのでしょうか。

　もちろん保険診療の対象となる病名ではありません。保険診療のなかでは、せいぜい自律神経失調症という意味不明な病名があるだけです。

自律神経失調症は医者にとってとても便利な病名です。何となく不調で、いろいろな症状が出ているような患者はすべて自律神経失調症です。自律神経の状態を調べもせず、「これは自律神経失調症です。自律神経を安定させるお薬を飲んでください」で診察は終わってしまいます。

　注意すべきことは、ほとんどの病気がそもそも自律神経の不調から起こるということです。しかし症状によって糖尿病、高血圧、心筋梗塞、高脂血症、痛風のように西洋医学の病名がついてしまうため、医師は自律神経のことを考えずに、病名のついた疾患に対してのみ治療を行います。その結果、病気の本質について考えようとしない医師が増えてしまうのです。

　今後、「白血球の分画を調べて説明してもらえませんか」という声が患者から上がるようになれば、安保先生の願いは10％くらいかなうことになります。「白血球分画を説明できないような医者は信用できません」というレベルの患者が増えれば50％実現です。「白血球分画に意味がないという医者の治療は受けません」となると70％くらい先生の希望が実現したことになります。

　「自律神経病という病名は、保険診療の病名にはないので認められない」というような古い考えの治療家から患者が自然に離れるようになれば、医療のあり方にも大変化が起こることでしょう。

　自律神経病は「自律神経の不調で起こるいろいろな病気」を総称している言葉です。この病名に基づいて治療効果をさらに上げていくことが当研究会の使命だと考えています。

体の健康を守る仕組み

　ここでは東洋医学と西洋医学を対比して「体の健康を守る仕組み」について考えてみましょう（図6参照）。東洋医学を全然知らない方でも理解できる内容です。

　まず私たちの体には健康でいられるための基本的な仕組みが備わっていることを認識してください。この仕組みを一言でいうと「自然治癒力」です。そこからずれた状態になると健康を害することになります。

　安保先生は、自律神経の仕組みを西洋医学の立場から研究して解明しました。自律神経は私たちが生きていくためのバランスを調節する神経の仕組みです。体調がよくて健康な状態ならば、自律神経が正しく働いているということです。逆に「自律神経の働きが不調になると病気になる」ということになります。体を守る最も基本的な仕組みとして自律神経を捉えるのが、自律神経病理論の根本になります。

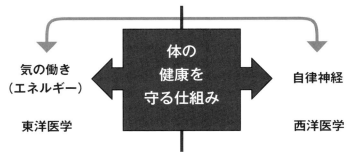

同じ働きを別の見方で見ていると考えるとわかりやすい

図6 『気』の働きと『自律神経』の関係

　「体の健康を守る仕組み」を東洋医学の立場から見る場合、「気」という概念を正しく理解する必要があります。
　東洋医学には「気＝エネルギー」という考え方があります。一般の人に「気」は見えませんが、訓練を受けた人には見えるようです。
　「気」は日常的によく使われている言葉ですが、次に正しい概念を解説していきます。

気とは何をあらわしているのか

　「気」という言葉の語源を知ると理解しやすくなります。最近は電気炊飯器という便利なものがあるので、知っている人は少なくなってしまいましたが、昔はカマド

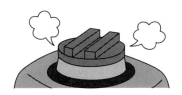

図7　気は見えない不思議な力＝エネルギー

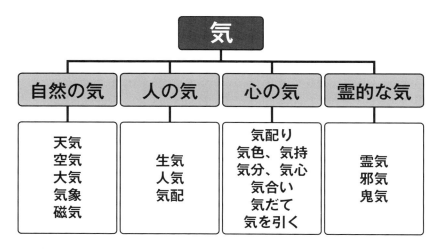

図8　あらゆるところに存在する『気』

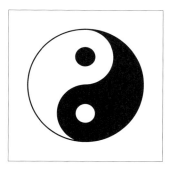

図9　太極図
陰と陽の気のバランスですべてが成り立っていると考える東洋思想を表現している図。

に薪を焚べてお釜で米を炊いていました。ご飯が炊けてくると蒸気でお釜の圧力が上がり、重い蓋が動いたり、まわりから湯気が立ち上ってきます（図7）。

　中国ではこの湯気の働きを見えない不思議な力と考えて「気」と呼びました。「気」は立ち上る気体のことです。「気」という字はもともと「氣」と書きます。

　この見えない不思議な力＝エネルギーが気のはじまりだとわかると、少し親しみがわくことでしょう。それどころか、気という字を使った言葉は現在もたくさんあります。自然の気、人の気、心の気、霊的な気などあらゆるところに「気＝エネルギー」は存在しているということになります（図8）。

「気」の働きは肉体においては「自律神経」の働きとほぼ一致する

気の働き			自律神経の働き
1)	気化作用	津液が汗となって外に出る	発汗
		水分を尿として排泄する	腎機能
		気血などが他のものに変化する	代謝
2)	推動作用	臓腑、組織を活動させる	代謝
		血液などを動かす	循環
3)	温煦作用	温める作用、臓器の働きを保つ、体温を一定に保持する	体温調節
4)	固摂作用	血が漏れるのを防ぐ	止血
		尿の量を調節する	腎機能
		よだれなどの調節	唾液分泌
5)	防御作用	体表面を覆い邪気の侵入を防ぐ	免疫

図10　東洋医学の「気」の働きと西洋医学の「自律神経」の関係

　「あらゆるものは陰陽の気から生じる」というのが東洋医学の考え方で、気の働きについて独特な概念があります。太極図（図9）をご存知かと思います。東洋医学の根本の考え方、世のなかは「陰陽の気」によってできているということをあらわした図です。すべては陰と陽の気のバランスで成り立っているというのが東洋医学の根本なのです。

● 気の働きと自律神経の働き

　気の説明をしましたが、これには意味があります。なぜなら「気＝エネルギー」と自律神経の働きはほぼ一致するからです。東洋医学には、気の働きがもたらす五つの作用があります。図10にまとめてみました。
　左に気の作用、右に自律神経の調節作用を対応させてあります。これを見ると東洋医学の気の働きと、西洋医学の自律神経の働きは「体の健康を守る仕組み」を違う角度から見ているだけで、ほとんど同じだということがわかります。
　もちろん自律神経から見ることと、気というエネルギー面から見ることは表裏というくらいの違いがあります。物事は一面から見るより、二面、三面と多角的に見るほど正確になるということです。
　自律神経という肉体面から見た「体の健康を守る仕組み」と、気というエネルギー面から見た「体の健康を守る仕組み」、表と裏の両面から同じ仕組みを見ることに

よって、体調がより正確にわかるのです。

このように、病気を治すだけの医療よりも、本質的な考え方をマスターし、自律神経とエネルギーを整えて、病気にならない生き方を心がけることが大切なのです。

気の働きと防御作用

気の働きの一つに「防御作用」があります。「体の表面を覆い邪気の侵入を防ぐ」という、免疫力を意味しているものですが、もう少し詳しく説明してみましょう。

体の表面を覆うというのは一般にはオーラと呼ばれるエネルギー体のことです。4000年前の古代中国には気が見える人がいたようです。現代でも気が見える治療家はいるようで、さまざまな治療法を駆使して実績を上げている人もいます。

当研究会では、気はオーラの状態からつむじを通して肉体に入ってくるという福田先生の考え方が基本となっています。

東洋医学の考え方では、体に入った気は経絡という川のようなラインをぐるぐると巡って、手足の井穴というツボから出ていきます。

わかりやすくいうと、「気の川」をイメージすると理解できると思います。宇宙の気が一旦オーラとして蓄積され、肉体の経絡という川を通って流れ、手足から抜けていくということです。

オーラが傷むということは、エネルギー体に傷ができるということで、電磁波などが強く影響してきます。もう一つ重要なことはストレスで、感情の変化がエネルギー体に強く影響を与えるのです。ですから気のトラブルはオーラの部分と肉体の経絡の両方で起こるということです。

気と自律神経の関係

気と自律神経の関係を理解したところで興味深い症例を紹介しましょう。以前難治性のウイルス性イボの患者さんがいました。別の病院で2週間に1回液体窒素を使ってイボを直接焼くという治療を受けていました。とても痛くて悲鳴を上げるような治療です。その治療を3年続けても治らなかったので、当医院でエネルギー療法を受けたケースです。

白血球の顆粒球とリンパ球のバランスは正常値で、免疫力は正常と考えました。イボのウイルスはどこにでもいる平凡なウイルスですから、免疫力が正常であれば簡単に排除されるはずですが、3年以上も治らなかったのはなぜでしょうか。

当初は理由がわかりませんでした。ところが「気＝エネルギー」を整えると半年く

ウイルス性イボの症状の変化

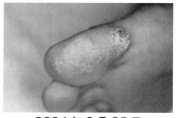
2004年2月25日
初診

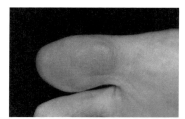
2004年9月4日
治癒

らいでイボがなくなったのです（上写真参照）。不思議でしたが、冷静に考えてみたらその理由がわかりました。

巡回パトカーに例えてみましょう。予算の関係で、パトカーのガソリンをギリギリまで切り詰めているとします。そうなると燃料節約のため、パトカーは町の大通りだけを巡回して、細い路地まで入っていく余裕がありません。もしイボがその狭い路地の奥に根を張っているとすれば、大通りだけを巡回しても、つまり外からイボの表面だけを焼いても、根は生き残ってしまうのです。

予算が増えてガソリン（エネルギー）をふんだんに使えるならば、パトカーは町の隅々まで見回るようになり、イボのおおもとを見つけて退治することができるのです。

このことは、自律神経側から見ると正常な状態でも、エネルギー側から見れば不足が生じているということです。多面的に見ることの大切さがわかる一例です。

東洋医学では「気＝エネルギー」の状態を気の「陰陽虚実」という考え方で調べる方法論が確立しています。

次にストレスが自律神経にどのような影響を与えるか述べていきます。ストレスには精神的ストレスと図11に示す肉体的ストレスがあります。これらの因子はすべて過剰な状態になると肉体的ストレスとなります。

例えばハイヒールを長く履いていた女性が外反母趾や内反小趾になると、脊椎にまで影響して自律神経のバランスが崩れます。また強い電磁波の周囲で生活していると、これも肉体的ストレスとなり、自律神経の不調が生じます。

体の中心がずれると自律神経のバランスは崩れますから、歯、脊椎、足を一つのグループと考え、次に外的エネルギーとして、電磁波、磁気、重力を同じグルー

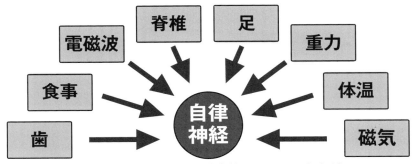

図11　自律神経に影響する因子

プとして考えます。ほかにも大切なことは食事と体温です。食事はエネルギーのもとですし、体温はエネルギーを使った結果です。個々の内容については省略しますが、さまざまなものが自律神経に影響を与えるのです。

逆にいえば、自律神経が不調で病気になっている場合、原因を取り除くか、正常に戻せば病気は治っていくと考えることができます。

このような疑問に答える症例報告を第3章で紹介しています。

自律神経と病気の関係

第35回日本東方医学会学術大会で発表した内容を紹介します。自律神経の状態を測定する自律神経測定器を使って臨床検査を行いました。何らかの病気で当医院を受診した患者さん36人を対象に、自律神経を測定したところ、大変興味深い結果が出ました（表1）。

この機器で決められた正常範囲を四角で示してありますが、正常範囲の人はいませんでした。このことから「病人で自律神経が正常な人はいない」ということがわかります。

安保先生は、「自律神経の乱れた状態が続くと病気になる」と言いましたが、それを裏付けるデータです。ただし逆は必ずしも真ならずで、「自律神経に異常があれば病気である」という理論がすぐに成り立つわけではありません。自律神経が

表1 初診患者の自律神経の状態

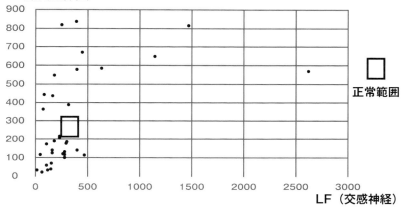

　乱れていても、病気を発症していない状態はたくさんあるからです。この状態を中医学では「未病」といいます。ただ、少なくとも「病人は自律神経が乱れている」ということは間違いありません。

　さらに表をよく見ると、正常範囲の上と下の群と、極端に右上に飛び出した群に分かれていますが、それぞれに意味があります。

　右上の交感神経が強い反応を示す群は、頑張りすぎて病気になった人たちです。これを中医学では「実証」といいます。また正常より副交感神経が低い群では、交感神経が正常かやや低いくらいです。この群はエネルギーも低くなっていることを示しています。このような状態を中医学では「虚証」といって、エネルギーの枯渇した状態をあらわします。

　それでは副交感神経が高い群はどうなっているのでしょうか。この群の人の特徴はまだ完全に把握できていません。

　多くの症例を重ねてこの人たちの説明ができるようになれば、自律神経と病気の関係はほぼ把握できることになるでしょう。

アトピー性皮膚炎と自律神経病治療

　アトピー性皮膚炎は、ギリシャ語の「atopos（奇妙な）」に由来しています。さまざまな刺激に反応して皮膚炎が起こるのでこのような名称がついたのです。複雑な原因で、多様な皮膚炎の症状を起こすのがアトピー性皮膚炎の特徴ですが、原因がさまざまであるということは、いろいろな治療法に可能性があることも意味します。

　第3章では、そのアトピー性皮膚炎を独特な治療で軽快させた症例について報告しています。この行きつく先は自律神経病治療による「自律神経の安定化」なのです。

　アトピー性皮膚炎の原因は、皮膚科学的には「抗原に対する反応と、皮膚のバリア機能の異常」によるものとされています。さまざまな方法で治療が試みられていますが、現在ステロイド治療が基本となっています。

　さらに免疫抑制剤で皮膚の炎症を止めて、スキンケアで皮膚をよい状態に保ち、抗原との接触を避け、減感作療法で体質を強くする、これが現在の皮膚科治療の原則です。

　当研究会の考え方は自律神経を整えて、白血球分画のバランスを正常に戻すことに主眼が置かれています。

　自律神経のバランスが正常化するということは、気の働きも正常化することだと考え、気の治療を重視するのです。

歯科から見た自律神経病

　歯科医師の治療は法律において口腔に関することと限定されています。歯の治療、顎関節の治療、舌がんそのほかの口腔内の腫瘍などが治療対象となります。

　しかし、歯は自律神経と密接に関係しており、当研究会にも多くの歯科医師が参加しています。

　歯科においては、血液検査をするということはほとんどなく、患者の変化を白血球の分画でフォローすることが難しいのですが、口腔内の治療により全身の疾患に改善が起こることは珍しくありません。

　なぜ歯と自律神経が関係するのでしょうか。歯の噛み合わせ、顎関節の異常、下顎の変異などによって咀嚼筋の不調和が生じます。それが後頭部の筋肉を異常に緊張させ、自律神経がアンバランスになって、自律神経病の原因になります。

また咬合不全があるといわゆる片噛みになります。片噛みが続くと背骨が変形し、自律神経の異常が生じて、自律神経病を引き起こします。
　さらに歯に関係する感染症も原因になります。虫歯や歯周病は歯の根が感染することで発症します。
　歯の根には毛細血管がたくさんあり、そこに感染が起こると、ばい菌が毛細血管から血液のなかに侵入します。そのばい菌が全身を巡ることによって、さまざまな組織で炎症が起こり、自律神経が不調となって自律神経病を発症するのです。
　歯と自律神経には密接な関係があります。関連した症例を第3章で紹介しています。

アセチルコリンとマクロファージ

高木智司（医師）

アセチルコリン

　交感神経からはアドレナリンが、副交感神経からはアセチルコリン（Ach）が分泌されていることが既に知られています。

　そのアセチルコリンは分泌されると瞬時に分解されてしまいますので、測定して定量化することには意味がありません。

　そこでもう少し生命の本質に沿った意味を考えながら、アセチルコリンの謎解きをしてみましょう。

　実は生命の発生時から、アセチルコリンは体の調整や刺激伝達のために存在していました。細胞を隔てる膜の主要成分がコリンです。アセチルコリンはコリンからつくられ、細胞の意思伝達のために細胞間で授受されていました。やがて生命は、動かない植物体から身体を動かす動物へ進化する過程で、それまでアセチルコリンで行われていた連絡システムから、神経系という仕組みを生み出していったのです。

　驚くかもしれませんが、神経がない植物もアセチルコリンが情報伝達をしているのです。つまりアセチルコリンが生命活動をコントロールしているわけです。

アセチルコリンと有害物質

　アセチルコリンの役割は刺激伝達ですから、放出されたままいつまでも残っていては情報が混乱してしまいます。そのために、アセチルコリンは分泌された瞬間に分解されてしまうという仕組みになっています。

　神経系という組織は、生物が動物としての活動をはじめたときに、調和のとれた働きが可能となるように生み出されたものです。生命の誕生から見れば、神経系の発達はかなり最近のことなのです。

　アセチルコリンが生命現象のおおもとだと理解できれば、その働きを妨害するものは体によくないものだとわかります。影響が大きなものを挙げてみましょう。

　一つは、石油製の合成界面活性剤です。合成界面活性剤は細胞膜を壊してし

まうという特徴があります。シャンプー、リンス、ボディソープなどは合成界面活性剤の塊です。さらに気をつけないとならないのは歯磨き粉です。口の粘膜は特に弱いですから、合成界面活性剤がどんどん体内に入ってしまう危険性があります。食品にも合成界面活性剤がたくさん使用されています。ホイップクリームなどは人体を傷つける物質なのです。

　農薬もできるだけ避けるようにしてください。農薬は神経毒ですから、当然アセチルコリンの働きを阻害します。

　さらに注意したいのは薬品です。ほとんどの薬品は石油を原材料に合成されたもので、体の症状を抑え込む性質を持っています。当然自然治癒力も抑え込んでしまいます。

アセチルコリンとアドレナリン

　アセチルコリンとアドレナリンの関係を、父親と子どものシーソーを使って説明すると次のようになります（p.13　図2参照）。

　　副交感神経＝アセチルコリン＝優しい父親
　　交感神経＝アドレナリン＝元気な子ども

　父親が元気な子どもたちを上手に遊ばせているという説明があてはまります。発生学的にもこの解説がぴったりなのです。

　副交感神経はゆったりと休んで成長や生きるためのエネルギーをたくわえるのです。副交感神経とアセチルコリンの関係はこのように理解すればよいでしょう。

　逆にアドレナリンは活動することができるように、血圧や脈拍を上げてその活動に備えているのです。

がんとマクロファージの関係

　マクロファージの説明もしておきましょう。身体中を動き回っていろいろな働きをするのが「血液細胞」です。このおおもとは原始マクロファージという一種のiPS細胞です。赤血球、白血球、血小板と血液に関係する細胞は原始マクロファージという細胞から分かれて生まれてきます。

　原始マクロファージはいつ誕生したのでしょうか。その説明のためには発生学のはじめに戻らなければなりません。長い間（1968年以来）マクロファージは単球か

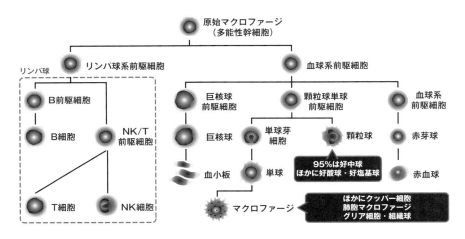

図12 原始マクロファージから生まれる血液細胞

ら出現すると信じられてきました。その後の研究で、単球より以前にマクロファージが存在することが確認されて、胎生期の前駆細胞から"組織に棲みつくマクロファージ"が生まれることがわかってきました。

　マクロファージの研究が進むにつれて、マクロファージには2系統あることがわかりました。胎児のごく初期（胎生9日）に血島という部位で原始マクロファージが生まれ、それから各組織に分かれて増える「組織常在マクロファージ」と、単球から分かれる「単球由来のマクロファージ」の二つです。

　単球由来のマクロファージは局所の微小循環に応じてさまざまな機能を発揮します。炎症の反応を強めたり、炎症を抑えて組織の修復なども行います。さらに大事なことは、腫瘍関連マクロファージ（tumor associated macrophage：TAM）として腫瘍組織の構築に積極的に関与することもわかってきました。

　このことはがん細胞がマクロファージの本能を逆手にとって、利用していると考えてよいと思います。がん細胞が、本来免疫系のコントロールをするマクロファージを「裏切り者」に仕立てるのです。免疫系の総指揮官であるはずのマクロファージが手なづけられてしまうので、敵（がん細胞）をやっつけることはできません。どんなに強い兵隊を送りこんでも太刀打ちできなくなります。

　最近は免疫細胞を増やして体に戻し、がん細胞を退縮させる「細胞免疫療法」が生み出されています。しかしこれも一時的にがんを弱らせることはできますが、す

ぐにがん細胞がマクロファージを使って防御を固めてしまいます。さらにしばらくすると遺伝子を組み替えて違うかたちのがん細胞に変化してしまうので、一時的には寛解するかもしれませんが、根治は難しくなります。

がんを自然に治すことはできないのでしょうか。それにはがんサバイバーといわれる人たちがたくさんあらわれていることが重要なヒントになります。彼らの生き方こそ自然治癒が可能な証拠なのです。

微小循環が治る方向にあれば、マクロファージは組織を修復する方向に働きます。しかし逆の方向にあれば腫瘍組織の構築に積極的に関与します。マクロファージは腸のなかの日和見菌と同じようにどちらの方向にも働くということです。

そしてこれこそが生命体が生き延びていくための秘密なのです。生命体が持っている「どのようなことをしても環境に応じて生き延びていく」という強い生命力の象徴だと考えればよいでしょう。

それでは、微小循環を決めるものは何でしょうか。答えは自律神経の働きです。自律神経が生命力を高める方向に働けば、マクロファージは善玉菌のように働きます。

がん細胞も同様で、劣悪な環境に適応し、姿を変えて生き延びていく強い細胞なのです。このようながん細胞にはどのように対処すればよいのでしょうか。

例えると、がん細胞は劣悪な生活環境に怒って暴徒化した民衆のようなものです。暴徒化した民衆を力で押さえつけるような方法が得策でしょうか、それとも民衆が住みやすい環境に変えることによって、暴徒を減らしていく方法がよいのでしょうか。

答えは決まっています。身体や生活の環境を改善していけば、徐々にがん細胞は減っていくはずなのです。

第2章
私のがん治療体験

自然療法で完治した
スキルス性胃がん

胃がん　Ａさん（女性・５３歳・主婦）

余命1年の宣告から、11カ月で完治

　数年前、私はスキルス性胃がんとの診断を受けました。その時点で胃は変色し、傷だらけで出血しており、胃から腸への出口付近は大量のがん細胞で塞がっているような状態でした。そして「このままでは1年生きられない、胃を全部摘出すれば5年は生きられるかもしれません」と担当の医師に余命宣告されました。

　がん宣告を受けたときはたしかにショックを受けました。しかし、事前に得ていたがんに対する知識によって、かなり冷静に考えることができました。なぜなら15年以上前から「がんは風邪と同じで自然に治る」という福田稔、安保徹両先生の理論が記されている著書から多くのことを学び続けていたからです。

　特に「薬を控えめに。手術も抗がん剤、放射線治療も受けないほうが治りますよ。そしてこういう食事、考え方、生活をすれば病気は治ります。その理由はこうですよ」という教えは私の生き方そのものに同化していました。

　両先生の理論は完璧なシステムを持つ自然や宇宙の摂理と一致していて、「これならば必ず病気は治っていく」と心底納得できるもので、その治療法も学んでいた

胃の状態の変化

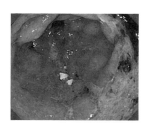

2015年12月1日
（胃がん発見）

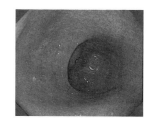

2016年3月9日再検時
（胃がん消失）

ので、がん宣告を受けた瞬間から自分が何をすべきかわかっていましたし、治ると思っていました。それに私の周囲には「自然療法でがんが治った」という知人の方が何人もいたことが大きな励みになりました。

　そこで、まず最初に病院での手術はお断りしました。そして一刻を争うスキルス性胃がんですから、熱心にやっていた仕事もすぐにやめて、自然療法に没頭する生活を開始しました。

　一方、手術をお断りした病院には、その後も血液検査のために月1回の通院を続けましたが、お互いによい関係を保つことができました。それは担当医の人柄によるところも大きかったのですが、知識によって自分の意思が定まっていたため、迷ったり、一貫性を欠いたりして医師に迷惑をかけることもなかったからというのも大きいと思います。「どのような結果になろうとも責任は私自身にあります」とはっきりと伝えていました。

　果たして、がん宣告から約3カ月後の胃カメラ検査では異常はまったく見つからず、首のリンパ節に転移していたがんもその8カ月後には消えて、11カ月間の徹底的な自然療法生活を経て、医師からも「がんは完治しました」という診断を受けるに至ったのです。手術、抗がん剤、放射線治療は一切受けませんでした。また薬も一粒も飲んでいません。

私の自然療法

　ほとんどがみなさんもご存知かと思いますが、改めて私の行った主な自然療法を以下の10項目にして紹介します。

①食事療法
②腸内微生物を大量に補給する
③波動調節
④野菜ジュース療法
⑤体を温め、体温を36.5℃以上に保つ
⑥オイルマッサージ
⑦運動
⑧がんの恐怖心から逃れ、明るく穏やかな心で毎日を過ごす
⑨サプリメント
⑩深呼吸

①の食事療法の基本となる大前提は、食事の量を大幅に減らすことでした。がんになる大きな原因は食べすぎだそうで、「癌」という漢字は、「病だれに三つの口で山ほど食べる」ということをあらわしているそうです。

　ほかのがん患者の方に聞くと、病院では「できるだけ食べて体力をつけましょう」といわれ、自然療法の治療家のところに行くと「食べなくても死なないから大丈夫、食べない方が治りますよ」といわれるそうです。

　④の野菜ジュース療法は、大量の野菜をスロージューサーで絞り、水を一滴も加えないジュースにします。1日に1.5ℓ以上飲むと治癒率がかなり上がるとのことで、それを目標にしました。

　自然療法をはじめた頃は、胃の出口が大量のがん細胞で塞がってしまうような状態だったので、がんの速い進行を逆転させるため、最初の半年間はこの10項目を徹底的に行いました。こういうことが本当の治療であると心の底から信じていたからです。がんを生んでしまった自分の体を徹底的に浄化しなければならないのです。

　典型的な1日のスケジュールとしては、起床後すぐにお風呂に入って体を温めます。入浴中に夫がつくってくれた野菜ジュースを飲みながら、しっかり汗をかきます。その後、3時間のオイルマッサージでまた大量の汗をかいて体の毒素を出します。

　次にまたお風呂に行って約2時間体を温め、野菜ジュースやカワラダケなどを煎じたお茶を飲みながら、さらに毒素を出し続けます。この頃にはもうヘトヘトになりますが、お風呂に入った後、運動のため犬の散歩に行きます。

　がんによいといわれる何種類ものサプリメントを、1日に2〜3回飲んでいたので、食事を減らすとはいっても、飲むものがたくさんあって大変でした。

　春になると、庭に生えるナズナ、タンポポ、ヨモギ、ギシギシ、ハコベなどを入れて8年味噌でつくったお味噌汁や自家製の野草酵素も飲みました。

　毎日ではありませんでしたが、生姜湿布、ビワ葉温灸も夫にしてもらいました。ほかにも、毒素を抜くものを体中に塗っていました。

　就寝時は、薪ストーブの横で暑い思いをしながら、体によいたくさんの石を仕込んだ夫自作のスノコベッドで寝ていました。

　がんとわかったのは12月初めでしたが、冬の間は体に熱を加え続け、運動もしながら、「暑い暑い冬」を過ごしました。

　そうしているうちに、胃の付近の皮膚が、歩く振動だけでも感じる痛みとともに、

広範囲にわたって赤黒いかさぶたになり、1週間ぐらいするとはがれていく、ということがくりかえされるようになりました。ほかにも非常にかゆい斑点が体に出てきたりするなどのさまざまな好転反応を経験して、自分の体から毒素が出ている、ということを実感できるようになりました。

　自然療法は、調べれば調べるほどやりたいこと、やらなければいけないことが出てきます。仕事をやめても忙しくてヘトヘトになるスケジュールの毎日で、悩んでいる暇などありませんでした。病院から薬をもらって飲むだけの不安な生活よりずっと忙しく、充実した毎日です。

　病院では、がんに対しては主に三大療法しかありませんが、ほかに目を向ければ、治療法はいくらでもあるのです。

　西洋医学のほかにも効果的な治療法やすばらしい自然療法がたくさんあります。それは「奇跡としかいいようのない大自然の力と多様性」を見れば明らかで、そのなかに必ず自分の病気を治してくれるものがあるはずです。

　私がしたことはそのなかのごく一部で、人はみなそれぞれ、自分で自分に合うやり方を見つけるのが一番いいのです。自分を病院任せ、人任せにするのでなく、祈りのうちに真剣に探せば必ず出会えるはずだと思います。

🌀 がんを自分で治すために大切なこと（１）

　がんを自分で治すうえでとても大切だと思ったことを三つ紹介します。

　一つ目は「リンパ球数が２０００/μl以上あるか」「体温が３６.５℃以上あるか」を常にチェックすることです。

　がんになる人のほとんどは、リンパ球数が少ないため、それを増やすことが治療につながります。これは、安保先生が世界で初めて発表した自律神経の白血球支配の理論に基づいています。その内容を少し乱暴ですが一言でまとめてみます。

　「リンパ球数を２０００/μl以上に保っていれば、がんは進行せずに治っていく。１８００/μlほどあれば、安定しないながらも元気に普通の生活をして、がんと共存でき、寿命を全うできる」（わずかに例外はあると思いますが）

　血液検査による私のリンパ球数は、最初は８００/μl台でしたが、その後ずっとほぼ２０００/μl以上を保っていたので、治っていくのが当然だと安心して過ごせました。リンパ球数を２０００/μl以上に保つために先ほどの自然療法を実行し、リンパ球数を増やす食品も食べていました。治癒後２年半を過ぎても２３００〜２４００/μl以上を保っています（表１参照）。

表1　白血球分画の推移

検査日	白血球数	顆粒球比率	顆粒球数	リンパ球比率	リンパ球数	単球比率（数）
2015年12月1日	10140	85.7%	8689	8.8%	892	5.3%（537）
12月8日	6310	55.2%	3488	36.8%	2322	4.3%（271）
12月29日	4940	46.5%	2766	42.1%	2079	5.7%（338）
2016年1月26日	7330	52.1%	4551	30.6%	2548	4.1%（424）
3月8日	5620	53.4%	3535	37.0%	2079	5.5%（309）
4月5日	5430	55.3%	3002	36.3%	1971	3.9%（211）
8月30日	6110	49.6%	3030	39.3%	2401	4.7%（287）
11月29日	4530	49.2%	2228	40.6%	1839	4.9%（221）
12月27日	4960	50.5%	2504	39.9%	1979	5.6%（277）
2017年4月25日	5410	52.7%	2851	36.0%	1947	5.7%（308）
8月29日	5580	44.8%	2499	45.7%	2550	4.7%（223）

　また体温が常に36.5℃以上あれば、がんは進行しないとのことです。そこで20秒で計ることができる体温計をトイレに置き、そこに行くたびに体温を確認し、36.5℃より低ければ、すぐにジャンプなどをして体を動かしたり、お風呂に入って体温を上げるようにしていました。

　安保先生によると多くのがん患者に共通することは、①リンパ球数が少ない②低体温③ヘモグロビン値が低い④血糖値が高いの4点ですが、私の問題点はリンパ球数が少なく、体温がとても低いことでした。

　この二つの条件を維持することは、がんに対する自然療法は成功しているという指標、「ものさし」になりますから、とても安心できました。

がんを自分で治すために大切なこと（2）

　二つ目は「明るく前向きに笑って生活すること」だと思います。

　安保先生は、「がんを治すうえで大前提となるのは、がんの恐怖から逃れることだ」と教えてくれました。恐怖にとらわれていると、免疫力が落ち、がんが進行してしまうのです。

　私も一度だけ恐怖に悩まされたことがありました。担当医が「手術を受けないことによって起きると予想される症状」について説明してくれた日の夜中に「そんなことが自分の身に起こるなんて堪えられない、死んだ方がましだ」と地獄のような恐怖でいっぱいになったのです。これはがん宣告をされた人でないとわからない恐怖だと思います。

　それでもすぐに「こんなことを考えるのに時間を使っている場合ではない。やるべ

きことがわかっているのだから、そこに集中していこう」と1時間ほどでキッパリと気持を切り替え、それ以来二度と恐怖にとらわれないようにしました。

月に1回の血液検査で病院に行くときを除くと、健忘症になったのかと思うぐらいにがんのことを忘れたまま、楽しく忙しい生活を過ごしました。

福田先生も、「自分でつくった病気を治すのは自分自身で、それはかなり忙しく、悩んでいる暇などないはず」とおっしゃっています。

病気が判明した頃、ほかのスキルス性胃がんの方のブログを読んだり、最新の治療情報もインターネットで調べましたが、私にはかなりつらい内容ばかりでもう二度と読まないと決心しました。

また、がんという言葉もよくない響きですから、我が家ではがんのことをポンと呼んでいます。がんの宣告を受けた一週間後に偶然、西洋医学をやめた医師による講演を聞く機会があり、「がんなんて、恐怖心を抱かせる呼び方がいけない、みんなポンって呼んだ方がいい、ポンだ、ポンだ、ポンなんて治るんだー、アッハッハッハ…」といった内容でした。その日から我が家でも「ポン」と呼ぶようになりました。

また、夫が安定した心を持ったとても穏やかな人で、面白いことをいって毎日笑わせてくれました。夫は、「夫婦で抗ポン生活(つまり抗がん生活)、妻がポンになってわかったこと」という題をつけて壁に貼っていますが、そこにはこう書かれています。

①自分の命を他人に預けない。
　自分で調べる、自分で勉強する、お医者さんのいうことを鵜呑みにしない。
②自然のものはすべて抗ポン剤(つまり、自然のものはすべて抗がん剤)。
　自然の旬の素材を体にとり入れる。無農薬の食材。
③ポンになったら生活、生き方を変えるチャンス。
　好きなことをする、好きな人とつき合う。
　ストレスのない生活スタイルをつくり上げる。
　ありがとうと、感謝の気持を持つ、夢を叶える。

夫のおかげで、恐怖とは無縁の、前向き、夢いっぱいの抗ポン生活を送ることができました。

がんを自分で治すために大切なこと（３）

　三つ目は「転移はがんが治る前兆である」という知識を持つことです。

　がんとわかってから３カ月目の胃カメラ検査で胃は正常になっていましたが、４カ月目に首のリンパ節転移が４カ所見つかり、１カ所は触らなくても外から見てわかるくらい大きくなっていました。

　少しショックを受けましたが、福田先生の「転移は治る前兆、転移は治るチャンス」の言葉をすぐ思い出し、リンパ球数２０００/μlと体温３６.５℃を保っているのだから怖い転移ではなく、治る前兆の転移だ、と気が楽になりました。

　「リンパ球数が２０００/μl以上あり、そこに高い体温が加わるとリンパ球が活性化してがんをやっつけます。それでがんが散らばるのが転移です。原発のがん（私の場合胃がん）が治る頃、がんはリンパ節に集められ、そこでマクロファージなどの免疫細胞が最後の処理をして、がんが治っていきます。しかし、せっかく自然療法を選んでも、治る前兆のリンパ節転移の段階でパニックになり、抗がん剤治療におどりこんでしまい、元の木阿弥になってしまう人が多いのです。ですから、みなさんはこのことを前もって知っておいてください」というのが先生たちの言葉です。

　知識は本当に大切で、教えてくれた両先生には感謝しかありません。"前もって"病気のことを知っているかどうかで、こんなにも命は左右されてしまうのです。

　手術や抗がん剤治療を受けた後、いよいよ難しい局面になってからはじめて自然療法などを探したり、最初から自然療法を選びたいと思っていても、その時点から知識を得るために多くの時間を費やし、やっては迷うをくりかえす、その間にがんが進行してしまいます。

　また自然療法をはじめても、治癒に向かうものさしともいえる、リンパ球数と体温の基準を知らないために、体によくない検査を定期的に受けてしまって、がんを進行させてしまうこともあります。

　したがって、病気になる前から正しい知識が当たり前に普及している社会になるべきだと思います。また自律神経病理論に基づく治療を施し、がんを治す生活方法を教えてくれる病院や治療院が増えることを期待しています。ですから、安保先生亡き後、永野剛造先生を中心に日本自律神経病研究会が、命を救う知識を広め、治療の拠点を増やしていくために活動されていることは、人々の命を救う活動であり、大変ありがたいことです。

口腔がん闘病記

口腔がん　小川 優（男性・43歳・歯科医師）

医者の不養生、舌がんに襲われた歯科医師

　私は大学卒業後、大学病院の口腔外科に勤務しました。入院病棟の担当になった頃は、口腔がんの患者さんを担当する日々を送っており、手術・放射線・抗がん剤の三大療法を当たり前のように信じていました。また免疫治療の一つである丸山ワクチンの話題華やかなときでもありました。

　はじめて患者さんの死に直面したときには、自分の無力さを痛感いたしました。人の命はなんとはかなく、また人の死はなんと切ないものだと思う反面、ベテランの看護婦さんの「亡くなったおじいちゃんはコーヒーが好きだったから、喫茶・天国で楽しんでいるわよ」という言葉の重みをしっかりと心に受け止めたことを覚えています。

　その後歯科口腔外科の専門医として、毎日患者さんの口腔の健康をケアしていた頃、舌側縁部の違和感を自覚するようになっていたのですが、忙しさにかまけて放置していました。医者の不養生とはまさにこのことです。この口腔疾患の難病に襲われたのは、今から約19年前のことで、まさしく舌がんでした。

　当時も今も西洋医学におけるがんの治療方法は三大療法が主流です。大学病院勤務時代の私も、その考え方は当然正しいと思っていたので、手術を受けることをためらいませんでした。

　執刀医は、同じ大学病院の教授にお願いしました。そして第一助手には、教授の癖をよく知っている口腔外科同期の先生に入ってもらい、「切りすぎないように、よく見張っていろよ」と冗談がいえるメンバーによる手術を受けました。

　そのときは、早期発見かつ早期治療だったうえ、専門家の私から見ても、手術は完璧といえるものでした。これでがんを完全に克服できたと信じて疑いませんでした。

　43歳と若く、体力もあったため、免疫力という考え方も持たずに、再び暴飲暴食気味の生活に戻り、忙しい毎日を過ごすようになっていきました。

実はストレスに満ちた生活を送るうちに、徐々に免疫力が低下していたのですが、自分ではそうした状況にはまったく気がつかずにいました。

がん再発、恐怖と不安の日々

翌年、左側顎下リンパ節が腫れてきました。結果は、がんが顎下リンパ節まで転移し、頸部がんになっていたのです。「これは大変なことになった」と、それまで感じたことのない死の恐怖に襲われました。

一方で、顎下リンパ節を含めて切除する頸部郭清のために、二度目の手術を受けることを決意しました。

今回の手術部位は神経や筋肉が張り巡らされているとても繊細な部位です。左側の顎下リンパ節を切除することにより、左側上半身の神経に影響を及ぼしてしまうかもしれません。最悪の場合、副神経が傷つき左腕が使えなくなることも考えられます。術後の歯科医師としての仕事や責任のことを考え、手術部位は最小限の範囲を望みました。

再度手術を受けることに迷いはなかったのですが、再発の不安による死に対する恐怖感が、特に夜になるとふつふつと脳裏に浮かんでくるのです。まだ幼い子どもたちの将来や家族の生活も心配になり、心の奥に不安感も広がっていきました。

一度目の舌がんは早期発見、早期治療で、専門家である私の目から見ても、手術は完璧でした。ところが翌年には、がんがリンパ節に転移してしまったのです。当時まだ40代だった私は、小学生と幼稚園児の子どものためにも、がんをきっちりと克服し、その後も仕事ができるように健全な体の状態を維持しなければならなかったのです。

舌がんの頸部リンパ節転移症例において、容態が悪くなった場合、どのように症状が悪化し、患者さんが亡くなっていくのかを、専門家ゆえによく理解していました。その最悪のシナリオが恐怖となって頭をよぎりました。

当時の頸部リンパ節に移転したがんの治療法として、北海道では頸部のリンパ節及び首の筋肉すべてを取り去ってしまう郭清手術が中心でした。特に胸鎖乳突筋まで取り除いてしまうのが普通で、これでは首を動かす範囲が制限され、副神経を傷つけてしまう可能性もあります。これによって、左腕に不自由が生じれば、仕事ができなくなってしまいます。

そのため、東京医科大学の口腔外科医であった弟に、きちんと社会復帰するために、機能温存手術ができるかどうかを相談したところ、胸鎖乳突筋を切除しな

いで、機能温存手術をすることができるということでした。弟は「兄弟だから万が一のことを考えたら、自分では手術できない」といって、知人の頭頸部外科医を紹介してくれました。

患者になってわかったこと

　胸鎖乳突筋を残す手術は無事終了しました。しかし手術後の安静状態を維持するということはとてもつらいものでした。それまで患者さんには「少しつらいけれど我慢してください」と言っていた私の説明は真っ赤な嘘でした。自分が患者になってはじめてとんでもないことを言っていたことがわかり、恥ずかしくなりました。

　術後1週間、ベッドの上でまったく動かずに同じ姿勢を保つことが、いかに大変なことであるかを実感しました。「こんなにつらいのなら、いっそ殺してくれ」と本気で思ったものです。

　この後、周術期が安定してきたので、頸部周囲にばらまかれたがん細胞を叩くために放射線治療を約2カ月受けることになりました。

　頸部に放射線を受けるため大唾液腺が障害を受けます。このため唾液が分泌されなくなり、歯はボロボロになって、さらに、味覚も麻痺してしまいました。仕方がなく人工唾液で口を湿らせ、味のわからないまま食事をするのですが、そのまずいこと極まりないものでした。

　また放射線は顎骨や頸部の骨髄の造血系に影響を与えたので、白血球が減少してしまいました。そのため体調不良が続き、ちょっとしたことで、かぜなどの感染症にかかりやすくなりました。

　さらに、頸部放射線外部照射に伴う軟部組織の変性が起き、頸部のつっぱり感、左側肩可動域の制限、腰痛症、肩こりの症状が生じました。

　体の酸素不足のため、さらに1カ月間、入院下で高気圧酸素治療（体のなかの酸素を通常の10数倍に増やす）を受けることになりました。これは飛行機に搭乗した状況と同じで、高気圧のため耳鳴りが強く出てきます。「耳抜き」があまり上手ではなかったので、これがまたつらいものとなりました。さらに肩こり、腰痛症のため可動域が大きく制限されて、筋肉の拘縮と痛みもあったため、リハビリ科に移って、約1カ月間可動域訓練をするようになりました。

　こんな調子ですから、心身ともに健全な状態で社会復帰し、仕事ができるようになるのだろうか、という不安な毎日でした。

福田、安保両先生との出会い

　化学療法と放射線治療を続けていたとき、恩師である先生が「こんなことを続けていると、三大療法に殺されるぞ」と助言してくれ、福田稔先生と安保徹先生を紹介してくれたのです。そこではじめて自律神経病理論である「福田─安保理論」を知りました。それは三大療法とはまったく異なる治療法でした。

　免疫は病気から身を守るための防御システムであり、主に血液中の白血球が中心的な役割を果たしています。この白血球の数や働きは、自律神経の影響を受けているというものです。これが「自律神経が白血球を支配する法則」です。この自律神経と白血球は連動していて、自律神経のうち交感神経が優位になるとアドレナリンの分泌により顆粒球が増え、副交感神経が優位になるとアセチルコリンの分泌によりリンパ球が増えます。この「白血球を自律神経が支配している」という理論は衝撃的でした。

　その理論に魅かれた私は、早速両先生に直接指導してもらい、治療も受けさせてもらいました。それは東洋医学の大家である浅見鉄男先生の刺絡療法を福田先生がさらに独自に改良したものでした。

　交感神経が緊張し、血行が阻害されている場合は、体のどこかに炎症が起こっていて皮膚が赤くなり、逆に副交感神経が強すぎる場合は、静脈にうっ血が起こり、その部分が青黒くなる血行障害の部位が生じます。福田先生はこの血行障害のポイントに注射針を用いて、刺激を加えて瀉血をしていくのです。

　さらに福田先生はレーザーを用いることもありました。現在の私はそれを取り入れ、治療では特にこのレーザーを用いて、口腔領域を中心とした自律神経病治療を行うようにしています。

　この治療によって体が「すーっ」と楽になりました。こんな治療方法があるのかと、西洋医学では考えられない効果に目から鱗が落ちる思いがしたことを覚えています。

　安保先生は「過酷に無理をしては病気、楽にし過ぎても病気、生き方を変えなきゃ、免疫力を高めること」とおっしゃっていました。福田先生からは「病気になっても、病人にはなるな」と言われました。

　がんの発症から放射線治療終了後までの血液検査によると、全般的に貧血がベースにあり、原因として低タンパクの状態が免疫力に影響していたことが考えられます。またGOT、GPT値の数値の逆転から脂肪肝傾向や、ビタミンB群の不足も考えられ、虚血性疾患のハイリスクもありました。

表2　血液検査による数値の推移

日時	2014年8月6日	2015年2月5日	2015年7月24日	2016年1月7日	2016年3月1日	2016年7月13日	2016年10月4日	2017年3月2日	2017年7月3日
白血球数	3200	3900	4400	3900	3400	7900	5100	4500	4600
赤血球数	430	434	421	432	409	461	462	452	409
血色素	13.1	13.5	13.0	13.4	12.9	14.2	14.3	13.9	12.7
ヘマトクリット	39.9	41.0	39.6	40.9	38.6	43.8	44.0	43.8	39.8
好中球比率	55.6	56.2	58.0	57.4	56.0	70.8	59.9	69.0	69.2
リンパ球比率	32.8	32.6	33.1	30.0	34.1	25.5	32.7	23.2	23.4
総タンパク	7.0	7.0	6.8	7.0	6.8	7.5	7.7	7.4	6.6
アルブミン	4.7	4.6	4.5	4.4	4.3	4.9	4.9	4.7	4.1
総コレステロール	216	223	217	251	237	249	258	224	222
中性脂肪	104	77	102	67	122	76	181	87	84
GOT	21	23	23	28	23	25	27	26	26
GPT	18	19	21	28	22	19	25	19	18

　赤血球数、ヘモグロビン、ヘマトクリット値が低い貧血は、疲れやすさ、気力がなくなるなどの原因となります。貧血とストレスによって、常に自律神経の過緊張が強いられていたためでしょう、全体的に好中球が多く、リンパ球が少ない傾向が見られました。

　日常生活においても、仕事のストレスから、糖質摂取の欲求が高まっていたと思われます。甘い菓子類はできるだけ避けるようにしていましたが、果物類を多く摂取していたためか、中性脂肪が高めになっていました。

　活性酸素を多く発生させるアルコール摂取はよくないことで、飲酒は「脳神経を麻痺させるにすぎない」ということも十分にわかっていましたが、たびたび手を出してしまい、人の心の弱さを痛感いたしました。

　自らの経験から、他人へのがん予防のアドバイスや、日常生活の注意点を納得してもらうことの難しさをしみじみと感じることがあります。

　福田先生からはセルフケアとしての爪もみも教わりました。爪もみは指の爪の生え際にある井穴というツボをもみ、刺激する方法です。この療法は副交感神経を優位にして血流を改善します。またアセチルコリンが分泌されて、顆粒球が減少し、リンパ球が増加してきます。これによって活性酸素が減少して症状が改善していくことになります。

　爪もみを怠っていると、少し体調が悪いと思ったときには、自律神経の緊張状態で好中球が多くなっていて、交感神経優位の状態がたちまち血液データに反映さ

れます。福田―安保理論の正しさを痛感しました。

　また日本自律神経病研究会理事長永野剛造先生の波動療法で、自律神経のバランスをしっかり整えました。血液データは好中球が５６％、リンパ球が３４％と理想的な数値になりました（表２参照）。

　三大療法の有効性を否定するつもりはありません。早期発見、早期治療に努めるのはもちろんですが、がんの克服には、自然治癒力である免疫力を高めることが非常に大切です。その基本が自律神経病理論です。もっとも簡便で、実践的な方法である爪もみにもすばらしい効果があるのです。

免疫力を上げるための工夫

　爪もみを毎日続けながら、食生活にも気を使うようになりました。栄養バランスを考え、毎日３食しっかりとるようにして、アルコール類を控えるようにしました。糖質のお酒は活性酸素を多く出すからです。

　また体の冷えは免疫力を下げるので、常に温めるようにしました。体温を上げるためには、運動を習慣にする必要もあります。まずは散歩です。そしてラジオ体操をして平熱を上げるようにしました。手っ取り早い方法は入浴で、シャワーではなくしっかり浴槽に入って温まることが大切です。

　さらに浴槽に入ると浮力によって体重が６分の１と軽くなるため、リラックス状態になります。まさしく、身体中の骨がリラックスし、重力開放で関節（造血組織）が元気になり免疫力が上がります。本当の「骨休み」ができるのです。大きな湯船のある銭湯に行くこともよいと思います。

　私は入浴中に爪もみを行うようにしています。その際一工夫をして、好きな曲を口笛で吹きながら行っています。すると、心身ともリラックスした状態になり、それが副交感神経優位に導くスイッチとなるのです。唾液は副交感神経が優位になったときによく分泌されます。唾液腺は自律神経によってコントロールされているのです。

　唾液は、大唾液腺から分泌されますが、放射線治療によってダメージを受けると、大唾液腺が機能しなくなります。そのため人工唾液も必要になります。しかし口のなかは大唾液腺ばかりではなく、小さな小唾液腺も多数存在しています。爪もみによって副交感神経を優位にしておくと、この小唾液腺が、機能の衰えた大唾液腺の働きを補うようになり、代償的に唾液の分泌を助けてくれるようになります。

　さらに口笛を吹く際には、口に空気を溜め込み、頬を緊張させる必要性があります。つまり、口笛を吹くことで、顔面や口腔内の筋肉の血流を促す効果もあるの

です。手術でメスを入れた顔面や口腔内の筋肉のリハビリの一つとなっていると考えられます。

こうして毎日、口笛を吹きながら爪もみを続けていたところ、唾液の分泌がかなり改善しました。さらに食事のときに３０回は噛むよう心がけました。その結果、健康時に近い状態まで唾液が出るようになったため、人工唾液の世話にならずにすみ、食事のおいしさ、楽しさがわかるようになりました。

唾液には主に次の三つの酵素があります。

①アミラーゼ（糖質を分解する酵素）
②リパーゼ（脂質を分解する酵素）
③ペルオキシターゼ（活性酸素を消去する酵素）

がんの発症の原因になり、さまざまな病気の進行に関係する活性酸素を、この唾液に含まれるペルオキシターゼが消去してくれるのです。

自律神経病理論を実感

口笛健康法を行い、よく噛んで食べ、唾液を十分に出すように心がけていると、体調も次第に回復してきました。現在では水泳や自転車なども楽しめるようになりました。がんの再発や後遺症もなく、元気に仕事を続けることができています。

安保先生は、低体温・低酸素・高血糖、この三つの条件からがんが発症すると教えています。この理論にしたがえば、高酸素・高体温・低血糖の環境をつくれば、がんの予防ができ、がん細胞の増殖もできなくなるということになります。

そのためには、適度な運動をして、体を温め、バランスよく食事をすることが大切です。高酸素には、酸素をたっぷりとり入れる腹式呼吸が重要となります。そのためにも口笛が大いに役に立ちます。きちんと口笛を吹くためには、腹式呼吸をする必要があります。腹式呼吸は内臓の働きを活発にしてくれるウォーキングと同じ有酸素運動です。

さらに口笛の効能としては、心と右脳の活性があります。それは「ｆ分の１のゆらぎ」で、口笛がとても心地よいと感じるのは「ｆ分の１のゆらぎ」があるからなのです。モーツァルトの音楽にも、この「ゆらぎ」があるそうです。口笛は人が自分でできる最高のゆらぎをもつ音楽です。だから安心して、ゆったりと眠くなり、昔の思い出、温かな情景、美しい景色の数々、そんな時間を持つ自分に戻ることができます。

微妙なゆらぎのなかで心も優しくなれます。心の優しさは必ず表情に出てきます。元気が湧いてきます。本当に病は気からです。

　爪もみをしながら、生活のなかで大いに笑い、ナチュラルキラー細胞を活性化させて、人を励まし、心豊かに感動し、いろいろと挑戦しているうちに、「がんはどこへ行った」という今になりました。そして毎日患者さんと向き合い、元気に診療に励んでいます。

　私のように自律神経病理論や爪もみによって、免疫力が高まり、病気から脱却できるということを、ぜひ多くのみなさんに知ってもらいたいと思っています。

補足　放射線治療の後遺症

　放射線治療を行うと皮膚や口腔粘膜が損傷するため、放射線照射後すぐに皮膚を冷やし口のなかに氷を含み、とにかく冷やすことにしました。

　放射線は特に、細胞分裂が活発な皮膚や口腔粘膜に感受性が高いため、照射を受けた皮膚は、日焼けをしたときの皮膚と同様に水分が蒸発・乾燥し、かゆみを伴うようになります。

　また、皮膚は盛んに細胞分裂をくりかえしている基底細胞を含んでいるので、放射線の影響を受けるとすぐに皮膚の表面を覆う角質層の減少・消失を起こします。そして適度な水分が保持できなくなり、「ドライスキン」という乾燥状態になります。さらに皮膚が赤く腫れ、その後、皮膚の萎縮が起こり、皮膚が真っ黒に色素沈着してしまいます。

　この状態で、擦れたり、かいたりすると、皮膚炎になります。そこで私は皮膚に火照りやかゆみやヒリヒリ感が起こる前に、皮膚に刺激を与えないように氷嚢やアイスノンを柔らかいタオルでくるみ、または濡れタオルで冷やして冷罨法（れいあん）を行い、副作用の予防をしました。

　放射線を60Gyも浴びているのに、私の皮膚がきれいなので、ほかの病室仲間は不思議がっていました。実際この放射線量は第3度熱傷に相当するひどさです。私のまわりに仲間が集まってきて、この謎解きをしようとしました。そこで「冷罨法」という解答を教えると、私の病室からこの副作用が軽減していく人が増えて、次から次へと冷罨法が広まっていきました。

　口腔粘膜も細胞分裂が盛んなため、放射線の影響を受けやすい部位です。口内炎は、放射線治療開始後2～3週間で、粘膜の発赤や、焼けた感じ、しみる感じがあらわれてきます。そして粘膜に潰瘍や腫脹が出現、進行すると疼痛性潰瘍

や出血が見られるようになります。

　さらに症状が悪化すると、口のなか全体に潰瘍化が進み、食べものを口に含んだり、飲み込むことが難しくなる嚥下障害になることがあります。特に抗がん剤と放射線を併用した化学放射線治療ではこのような副作用がさらに強くなります。そして細菌感染により、さらに治りにくくなるのです。

　放射線は唾液線にもダメージを与え、さらに唾液が出にくくなると、味蕾が正常でも味が感じられないようになります。口内炎とともに、唾液の分泌量が低下し、口腔乾燥も起こすと口臭を伴うようにもなります。

　口腔乾燥は粘膜への刺激が強くなり、症状悪化の原因となります。そのため、毎食後、柔らかい歯ブラシで歯磨きをして口のなかを清潔に保つことが重要になります。口臭予防のためにも、舌の表面のブラッシング（舌苔の除去）も大切です。刺激や酸味の強いもの、熱いものを食べることは避けなければなりません。あまりにも口内乾燥が強い場合は人工唾液が処方されることもあります。

　放射線障害による副作用は味覚障害です。舌にある味を知覚する味蕾と呼ばれる器官は味細胞の集合体です。味細胞も寿命が短く、細胞分裂が盛んで、放射線治療による影響で味細胞が減少することによって味覚が感じられにくくなります。さらに味の情報を脳に伝えるための舌咽神経もダメージを受けるため、味の感じ方が鈍くなります。結果として甘味や酸味の感覚が鈍くなり、苦みを強く感じることもあります。これらの症状は数カ月間で自然に消退していきます。味覚異常は食欲に関係するため大変つらいものです。

　味覚については、放射線照射後すぐに氷を口に含み、口腔粘膜の炎症を防ぐことが大切ですが、氷では味気なく、病気になっているので気持ちも落ち込みやすいため、常に交感神経が優位になってしまいます。それでも食事だけはおいしく食べようと、一生懸命氷で冷やし、口腔粘膜の炎症を防ぎました。

　そして一石二鳥と考えたのが、「甘い」アイスクリームを食べることでした。脳は甘くおいしい味わいのなかに没頭して、副交感神経が優位になり、アイスクリームの優しい冷たさが口腔粘膜の炎症を抑えるという、とてもよいアイデアを思いつき、実行したのです。ところが、放射線の影響で甘味がなんと塩辛く感じるのです。アイスクリームが何と「しょっぱい」のです。本当にガッカリしたことを覚えています。

　追い討ちをかけるように、頸椎に放射線が照射されたことで、脊髄にも影響が出てしまい、手の指先や足にまひやしびれが起きてきました。何より私は歯科医師であるため、手先の細かい仕事をすることが多く、仕事に復帰できるかどうかとい

う重大な事態に直面したのです。歩行も困難になって、さらに放射線脊髄症にもなってしまいました。これは放射線の影響により脊髄の神経が変性したり、壊死したりして発症します。

　残念ながら、このような症状に対しては有効的な治療法はなく、放射線の照射方向性を多方向にすることによって、脊髄にできるだけ多くの放射線があたらないようにすることが重要になります。

　現在ではトモセラピーという高精度放射線治療機器が開発され、がん細胞に線量を集中させて唾液腺などの重要臓器を避けた照射が可能となっています。本当に技術の進歩はすばらしいと思いますが、私の治療のときにはなかったのです。「何と神様は私に意地悪をするのだろう」と嘆いたものです。

　それでもめげずに、筋肉と神経は一対なので、神経ビタミンのビタミンB群を服用し、同時に、筋肉をつけるようにタンパク質、そして腸管免疫を上げるように野菜もたっぷりとるように心がけました。

　このように放射線治療に対してもつらい経験をしましたので、補足しておきます。

第3章

症例

アトピー性皮膚炎を併発した3例の全頭型円形脱毛症の治療経験

永野剛造（医師）

解説

全頭型円形脱毛症とアトピー性皮膚炎を併発した3例の治療を紹介します。アトピー性皮膚炎を併発する全頭型脱毛症は難治性になることが多いため、治療に難渋することも少なくありません。円形脱毛症、アトピー性皮膚炎はともに自律神経病と考えていますので、自律神経病療法を中心とした治療を行った結果、回復（回復途中も含む）しました。アトピー性皮膚炎による皮膚湿疹、うっ血の状態と脱毛・発毛への影響を紹介します。

症例1　　男性　18歳　大学生

初診　2016年6月

主訴　全頭型円形脱毛症、アトピー性皮膚炎。

経過　小学校から私立の一貫校に通い、毎日テニス部で活動していましたが、高校1年時に発症。首、肩、肘窩に湿疹、就寝時に無意識にかきむしってしまう。過去にステロイドを使用。

初診時の検査データでは、エネルギーレベル2でエネルギーが回っていない状態でした。白血球数6600／μl、リンパ球29.9％、リンパ球数1973／μl、顆粒球58.8％、顆粒球数3880／μl、好酸球5.6％とリンパ球が少なく、リラックスできていないことが推測されました。IgE　5218.0 IU/ml、ヒトTARC 1060 pg/ml（正常値450以下）。

治療　波動療法に加えて、月2〜3回のペースで鍼治療、交流磁気治療を続けました。3回治療後のエネルギーレベルは5となり、治療の継続でかゆみ、皮疹が治り、頭頂部より発毛範囲が広がりました。

10カ月後には、頭部全体に発毛が著明になり、順調に改善しています。精神的にも迷いがとれ、アルバイトでテニスのコーチをするなど前向きな生活をしています。
　10カ月後の血液検査では、白血球数 7200／μl、リンパ球 26.8％、リンパ球数 1929／μl、顆粒球 62.2％、顆粒球数 4478／μl、IgE 4742.1 IU/ml、ヒト TARC 407 pg/ml と白血球のバランスはよくないものの、IgE の低下とヒト TARC の正常化が見られ、アトピー性皮膚炎が改善していることがわかります。

白血球分画の推移

	白血球数	リンパ球比率	リンパ球数	顆粒球比率	顆粒球数	IgE	ヒトTARC
治療前	6600	29.9%	1973	58.8%	3880	5218.0	1060
10カ月後	7200	26.8%	1929	62.2%	4478	4742.1	407

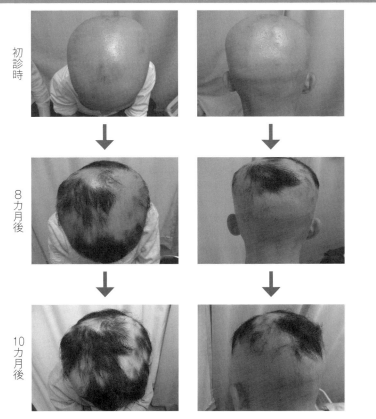

毛髪の状態の変化

初診時 → 8カ月後 → 10カ月後

症例2　　男性　40歳　建設業の営業職

初診　2015年12月

主訴　全頭型円形脱毛症、アトピー性皮膚炎。

経過　高校生のとき全身に水泡を発症、以後脱毛をくりかえす。頭から腰までに至る湿疹と頭部のうっ血があります。

初診時の検査データでは、エネルギーレベルは1で、エネルギーが回っていない状態でした。白血球数 6800／μl、リンパ球 29.3%、リンパ球数 1992／μl、顆粒球 50.4%、顆粒球数 3427／μl、IgE 2330 IU/ml、ヒト TARC 368 pg/ml。

治療　波動療法に加え、月3～4回のペースで鍼治療、交流磁気治療を受けて、エネルギーレベルは5となり、湿疹、うっ血も治まり、頭部全体に発毛が見られました。

15カ月後の血液検査では、白血球数 7400／μl、リンパ球 14.0%、リンパ球数 1036／μl、顆粒球 81.0%、顆粒球数 5994／μl、IgE 8907.2 IU/ml、ヒト TARC 456 pg/ml とバランスが大きく崩れているので、再発、悪化の可能性がありますが、受診が月に1回ぐらいと減っているため、経過を観察中です。

白血球分画の推移

	白血球数	リンパ球比率	リンパ球数	顆粒球比率	顆粒球数	IgE	ヒトTARC
治療前	6800	29.3%	1992	50.4%	3427	2330.0	368
15カ月後	7400	14.0%	1036	81.0%	5994	8907.2	456

毛髪の状態の変化

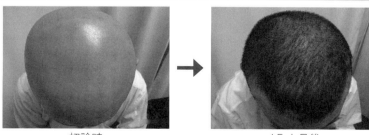

初診時　→　15カ月後

症例3　　男性　30歳　会社員

初診　2007年10月

主訴　全頭型円形脱毛症、アトピー性皮膚炎。

経過　高校受験時に円形脱毛症を発症、以後発毛と脱毛をくりかえし、大学2年時に悪化、アトピー性皮膚炎を併発。性格はまじめで非常に几帳面なタイプです。

初診時検査データ(2007年10月24日)では、白血球分画のバランスは正常。白血球数 4600／μl、リンパ球 36.3%、リンパ球数 1669／μl、顆粒球 53.3%、顆粒球数 2451／μl、IgE 736.0 IU/ml。

治療　11年間、毎週通院して波動療法、鍼治療、交流磁気治療を受けてエネルギーレベルは5。湿疹の状態により脱毛と発毛をくりかえしています。血液検査の数値は安定していません。最新検査データでは、白血球数 5500／μl、リンパ球 29.9%、リンパ球数 1644／μl、顆粒球 61.5%、顆粒球数 3382／μl、IgE 9915.3 IU/ml、ヒト TARC 563pg/ml。

白血球分画の推移

	白血球数	リンパ球比率	リンパ球数	顆粒球比率	顆粒球数	IgE	ヒトTARC	毛髪状態
初診2007年	4600	36.3%	1669	53.3%	2451	736.0		
2010年 9月	4900	24.5%	1200	59.2%	2900	4539.4		
2010年12月	4400	31.0%	1364	55.8%	2459	3808.0		発毛
2011年 7月	5000	30.0%	1500	52.0%	2600	8838.0		
2011年12月	7000	25.7%	1799	63.2%	4424	11300.0		脱毛
2012年 4月	4600	32.7%	1504	53.8%	2474	13200.0		脱毛
2012年 8月	5800	31.7%	1838	54.4%	3155	12000.0		全頭脱毛
2013年 2月	5100	27.5%	1402	60.5%	3085	8518.7		
2013年 5月	5400	27.2%	1468	60.1%	3245	7107.6		
2013年 9月	5100	30.2%	1540	58.8%	2998	7060.7		発毛
2014年 2月	5100	31.2%	1591	58.4%	2978	6008.0	326	
2015年 3月	4600	28.8%	1324	62.1%	2856	5024.0	409	脱毛
2016年10月	4300	29.4%	1264	60.6%	2605	11500.0	575	全頭脱毛
2017年 5月	5500	29.9%	1644	61.5%	3382	9915.3	563	発毛

毛髪の状態の変化

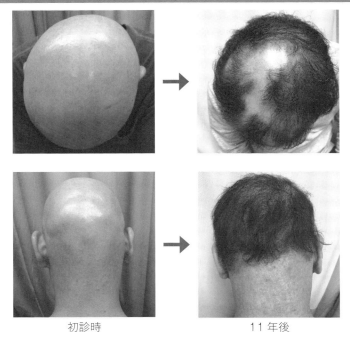

初診時　　　　　　　11年後

治療経過　症例3は長期にわたり当医院で治療を続けています。IgE は2010年12月より徐々に上昇し2011年10月から2012年4月がピークでした。

顆粒球は2011年12月にピークになり、同月リンパ球は最低でした。この時期にアトピー性皮膚炎は悪化し、それと一致するように脱毛が再発、全頭脱毛になりました。

さらに再び回復してきた2015年3月から、IgE、ヒトTARC が上昇し、皮膚症状の悪化とともに再度全頭脱毛になりました。

このようにアトピー性皮膚炎の悪化は脱毛状態に著しい影響を与え、再発もしくは悪化の原因となりますので、アトピー性皮膚炎を伴うケースでは皮膚症状を悪化させないように細心の注意を払う必要があります。

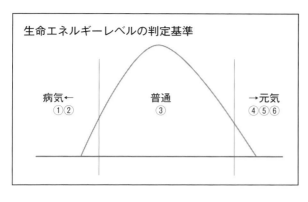

⑥メチャクチャ元気な人
　（アスリート）
⑤とても元気な人
　（元気な子供）
④元気な人
③普通の人
　（ほとんどの人が入る）
②半病人
①病人

治療方法

閻三鍼による脱毛症の鍼治療

閻世變先生が考案した独自の治療方法。経穴（ツボ）とは違う治療穴となりますが、経絡（ツボの流れのライン）には沿っています。自律神経調整のために補助的に使用。脱毛症の精神的ストレスによる中枢神経系の乱れを調整できる「百会」の効果と通じるものがあります。

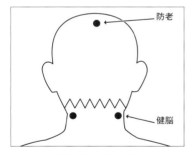

閻三鍼の治療穴

閻三鍼は自律神経を安定化させるという面ですばらしい効果がありましたが、円形脱毛が皮膚科における自律神経病の代表的な疾患であることから、2018年以降、当院では自律神経病の治療に則った治療法に統一し、脱毛症だけではなくアトピー性皮膚炎も同時に加療することができるようになりました。

考察　アトピー性皮膚炎を併発した全頭型円形脱毛症の治療を紹介いたしましたが、皮膚の炎症、湿疹、うっ血の状態と脱毛症状の進行、発毛の状態が大いに関連し、それらは血液検査上のアレルギー反応の数値にも反映されます。したがって脱毛の治療と同時にアレルギー反応を抑える治療をすることが必須となります。

さらにエネルギーを上げると同時に、気血水・上下のバランスを整える治療法で体質の改善を行いました。患者さんが薬を使わずに脱毛症ばかりか、アトピー性皮膚炎も改善できるという希望を持つことは、重要な心理的対応となります。

2 アトピー性皮膚炎が劇的に改善し、半年で軽快した2症例

笹原茂儀（鍼灸師）

症例1　　　女性　62歳　主婦

初診　2002年9月26日

主訴　アトピー性皮膚炎。

経過　以前よりアトピー性皮膚炎を発症していましたが、2002年6月に旅行から帰ってきてから症状が悪化。皮膚科に通っていたものの経過が思わしくないため当院にて治療を開始。ステロイド外用薬は25年間使用。来院時は頭部・手指・背部・殿部に炎症症状がありました。

治療

2002年
- 9月26日：初診で、手技療法、知熱灸、刺絡療法で治療を開始。
- 10月1日：リバウンドがはじまり、かゆみがつらいとのこと。
- 11月7日：手技療法、知熱灸、頭皮に温灸器を当てる治療を行う。頭皮のかゆみ、先日姉が亡くなったことで意気消沈。
- 11月20日：頭皮のかゆみ、頸部から滲出液が出て憂鬱になっている。

2003年
- 1月10日：頭部、頸部がかゆく、手指が痛いとのこと。
- 2月24日：手技療法、知熱灸による治療。指先が痛い。頭部がかゆい。頸部がヒリヒリしている。
- 3月28日：頭皮がかゆい。体調は比較的よい状態。
- 4月28日：手指がきれいになってきている。
- 5月28日：調子はよくなっている。
- 8月7日：手技療法のみで治療。まったくかゆみがなくなり、体調は良好。

治療経過　2002年10月1日には白血球数が12700／μlありました。その白血球12700のうちにリンパ球が31.0％、好中球58.0％、好酸球9.0％、好塩基球0.0％、単球2.0％の比率であるということを下表で示しています。

　初診のステロイドを使用している時点で好酸球は9.0％あり、約1カ月後の11月7日では15％と最高値でした。このときはステロイドも止めて、かなりひどいリバウンド症状を呈していた時期と重なります。その後は症状も快方に向かい、それに伴い徐々に数値も下がりはじめ、2003年8月7日のデータでは好酸球の数値が4.6％となり、体の赤みもかゆみもなく、アトピー症状は消失しました。

　IgE（免疫グロブリンE）はヒスタミンを放出する肥満細胞とアレルゲン物質とを合体させるために受け手の役割をするIgE抗体のことです。成人の基準値は170 IU/ml未満、小児は年齢にもよりますが110以下です。この症例では最高値が1748と基準値とは桁が違います。しかし、好酸球の数値の下降に追随するように2003年8月7日のデータでは318まで数値が下がっています。このように血液データ上でも数値の改善が見られました。

白血球分画の推移

検査日	白血球数	リンパ球比率	顆粒球			単球比率	IgE
			好中球比率	好酸球比率	好塩基球比率		
2002年10月1日	12700	31.0 %	58.0 %	9.0 %	0.0 %	2.0 %	890
2002年11月7日	10800	35.0 %	44.0 %	15.0 %	1.0 %	5.0 %	1748
2002年12月6日	12200	29.0 %	62.0 %	6.0 %	1.0 %	2.0 %	1738
2003年1月10日	8500	37.1 %	42.3 %	13.4 %	0.9 %	6.3 %	997
2003年2月24日	9900	31.1 %	52.8 %	8.7 %	0.9 %	6.5 %	806
2003年3月28日	10200	44.6 %	40.2 %	8.4 %	1.2 %	5.6 %	582
2003年4月28日	8200	41.5 %	45.9 %	6.2 %	0.6 %	5.8 %	451
2003年5月28日	6700	48.6 %	39.7 %	5.6 %	1.1 %	5.0 %	371
2003年8月7日	8500	44.5 %	43.9 %	4.6 %	0.9 %	6.1 %	318

症状の変化

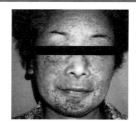
2002年10月15日頃

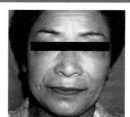
2003年7月30日頃

> **症例2**　　　　女性　66歳　主婦

初診　2004年1月5日

主訴　アトピー性皮膚炎。

経過　2003年11月頃より顔面部・頸部に発症。4年前にも顔面部に湿疹を発症、内科での注射により2～3カ月で改善。義娘が当院に通院中であったため来院。皮膚科には行かず、市販の薬用クリームを使用。

治療

2004年

1月5日：初診で手技療法、知熱灸、鍼による治療を開始。

1月9日：顔にかゆみはないが、つっぱる感じがある。脇のあたりがかゆいとのこと。

1月26日：顔の赤みは減っているが、滲出液が出てきている。

2月7日：手技療法、知熱灸で治療。鼻翼からまだ滲出液が出ているが、皮膚の状態はよくなってきている。

2月20日：風邪をひいたため皮膚炎が悪化する。

3月29日：手技療法、知熱灸、鍼治療を行う。顎、目のまわりにかゆみがあるが、皮膚の状態は改善している。

4月27日：手技療法、知熱灸で治療。頸部がこり、頭痛もあるとのこと。

5月27日：かゆみはないが、頸部のこりが気になっている。

9月10日：手技療法、知熱灸、鍼治療を行う。かゆみはなくなっている。頸部のこりと頭痛がある状態。

白血球分画の推移

検査日	白血球数	リンパ球比率	顆粒球			単球比率	IgE
			好中球比率	好酸球比率	好塩基球比率		
2004年1月10日	5500	24.6 %	64.8 %	2.5 %	0.5 %	7.6 %	10
2004年3月10日	4900	34.4 %	59.3 %	1.0 %	0.6 %	4.7 %	10
2004年5月27日	5000	31.9 %	61.5 %	1.2 %	0.4 %	5.0 %	10
2004年9月10日	5500	36.4 %	57.9 %	1.6 %	0.5 %	3.6 %	10

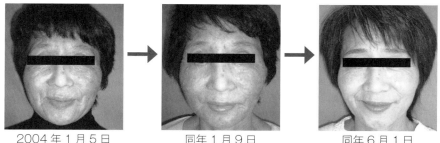

症状の変化

2004年1月5日　→　同年1月9日　→　同年6月1日

治療方法

手技療法：中村式筋・筋膜伸長療法。当院オリジナルの手技療法で深部筋群にある硬結（こり）を主眼に、全身をほぐすことを目的としています。

鍼治療：1寸3分のディスポーサブル鍼を使用。座位で即刺即抜。刺穴点は復溜、三陰交、足三里、合谷、曲池、関元、天枢、中脘、腎癒、大椎、天柱、百会、上星そのほか脈状を診ながらの取穴。

知熱灸：直径1〜2cmを底辺とし、円錐状にした艾を用いて、患部（かゆみ、痛みのある場所）に施灸します。

刺絡療法：1寸3分のディスポーサブル鍼、取穴は手足の井穴、上記鍼治療の刺穴点、皮膚や筋肉の流れに沿った全身へ刺鍼。

考察　症例2のように好酸球・IgEともにはじめから低い患者さんの場合は、とても速いスピードで改善します。もともとアレルギー体質ではない方が内科の注射（おそらくはステロイド）や市販の薬を使用したことで悪いサイクルに入ってしまったという印象です。一種の薬害だと思われます。

　自律神経の働きを乱す薬物使用を中止し、自律神経の働きを正す方向に治療で後押しすれば、アトピー性皮膚炎は改善します。

3 歯科治療を中心にして症状が改善した掌蹠膿疱症とアトピー性皮膚炎の3症例

片山 修（歯科医師）

症例1　　女性　57歳　主婦

初診　2017年6月20日

主訴　口腔内金属アレルギー、歯周病、掌蹠膿疱症。

経過　若いときからあまり健康体ではなく、20代で出産後にぎっくり腰を発症し、それ以来腰痛に悩まされていました。40代より接骨院で治療を受け、痛みの強い場合のみ鎮痛剤を服用。また10年前より目、皮膚のかゆみのため、耳鼻科でアレルギー治療を受けてきました。

2017年の3月頃から手、足の裏に湿疹が出はじめ、5月にかゆみが強くなると同時に膿が出るようになったため、皮膚科を受診し、フェキソフェナジン（アレルギー性疾患治療剤）とビブラマイシン（テトラサイクリン系抗生物質）の投与を受け現在に至ります。そのほかに花粉症、猫アレルギーもあります。

治療　2017年6月から12月までの期間で治療を行いました。

6月20日：充填物の脱離で当院に来院。既往歴に重度の慢性腰痛と掌蹠膿疱症があったため、歯科での治療法を説明し、治療を開始することになりました。オーリングテストで咬合位をチェックし、顆頭と仙腸関節のバランスおよび血流状態を確認。

7月05日：オーリングテストにより口腔内装着金属がアレルゲンであることが確認できたので処置を行いました。重度の慢性腰痛で、過度のストレス状態が続き、自律神経過敏症で血流状態が悪化していたため、簡単な血流改善体操を指導。代謝不良による体内水銀量が750mgで、免疫に影響を及ぼす可能性があるため、デトックスを指導。歯周病検査ではプラークスコアー17％、軽度の出血があったので、スケーリング、ブラッ

シング指導を実施しました。

7月26日：口腔内洗浄とオーリングテストによる自律神経系のバランスを確認。血流状態が改善し、体内水銀量も170mgまで減少。手のひらの症状は改善に向かっていますが、7月12日頃より足の裏は好転現象から悪化。薬の服用を控えるよう指導しました。

10月17日：体内水銀量が50mgまで減少し、手のひらの症状は安定、足の裏も症状が軽減。立位、座位、仰臥位で顆頭と仙腸関節のバランスが悪く、慢性腰痛の改善が認められないため、スプリントでの治療を開始。

10月28日：顆頭の安定を図るため、左右側方運動、前方運動を付与したスプリントを装着。飲食時以外は1日中装着しているよう指導しました。

11月13日：スプリント調整。顆頭の安定が図れたため夜間のみの装着を指導。

12月12日：立位、座位、仰臥位のバランスが安定し、腰痛も軽減、手、足ともに症状消失、定期健診に移行。

スプリントの装着

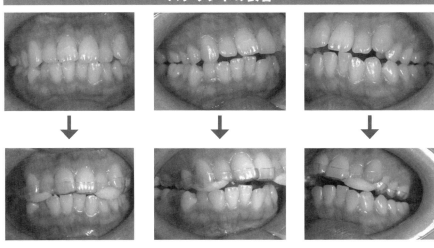

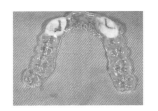

左右側方運動時、作業側臼歯部に咬頭干渉が認められ、顆頭部突き上げにより、咀嚼筋、頭頸部筋肉群の過緊張の原因となり、自律神経系に影響を及ぼすため、スプリントを装着し、顆頭の安定を図りました。

手と足の状態と変化

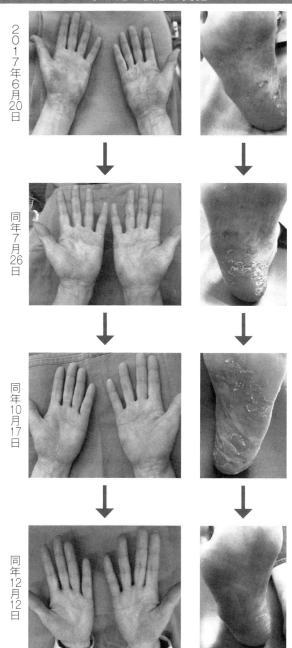

2017年6月20日

同年7月26日

同年10月17日

同年12月12日

症例2　　　　　　女性　63歳　主婦

初診　2017年10月10日

主訴　歯周病、掌蹠膿疱症。

経過　左上中切歯の痛みと重度の歯周病で来院。歯の痛みが出た9月頃より、手と足に症状を発症。医科への受診はなし。薬も使用していません。

治療　歯周病の治療で受診されましたが、掌蹠膿疱症でも苦しんでいるとのことでした。歯周病などの歯科治療で掌蹠膿疱症も改善する可能性があることを説明し、11月13日より掌蹠膿疱症の処置を開始。口腔内不良補綴物除去、抜歯、歯周外科処置を行うとともに、血流改善体操、体内重金属（HG300mg）のデトックスを行いました。

手と足の状態と変化

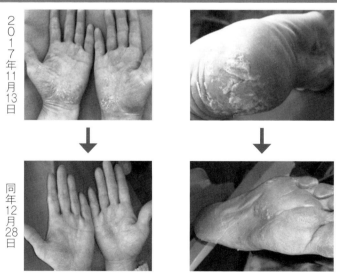

2017年11月13日
同年12月28日

考察　掌蹠膿疱症は"無菌性膿疱"といって、細菌のいない膿みの塊が、手のひら、足の裏に多発する不思議な病気です。皮膚科では原因不明の難治性の

疾患とされ、ステロイド療法が主体となっていて、扁桃腺の慢性的な炎症が関与していると考えられています。実際に慢性扁桃腺炎の患者が多く、手術により本症が改善する例もあります。

日本自律神経病研究会では、膿というのは顆粒球の反応後の死骸と考えます。この立場から見ると、扁桃腺の炎症に限らず、口腔内の慢性炎症も原因となることが考えられます。口腔内の慢性炎症は歯周病が圧倒的に多数であることから、歯周病を治療することで症状が改善する症例を数多く経験しています。

さらに当研究会は、歯周病菌が歯周ポケットの奥から毛細血管に入り、それに対する顆粒球の反応により大量の膿が産生され、その排出部位が手のひら、足の裏になるのであろうと推測しています。

このような認識は、皮膚科学会で議論された結果ではありませんが、症例2の経過を見ますと、歯周病による慢性の炎症を改善させることで本症が改善したことは、当研究会の見解が正しいと考えられます。

症例3　　　　　　女性　28歳　主婦

初診　2005年2月4日

主訴　アトピー性皮膚炎。

経過　2歳頃より中学生までは首の周囲に多少の湿疹が出ている程度でしたが、高校2年生(17歳)時にアトピー性の症状を発症し、病院の皮膚科を受診。非ステロイド薬を塗布していましたが、徐々に悪化してきたためときどきステロイド薬を使用。

結婚後25歳のとき、夫の転勤で大阪から新潟へ引っ越し、環境の変化によるストレスで徐々に重症化、以後来院時までステロイド薬を毎日使用していました。

小学校5年生から2年間矯正治療を行い、そのときから歯ぎしりをするようになりました。

治療　顔面浮腫、腫脹、浸潤を伴う紅斑、および掻破痕を呈し、重症化した症例であったため、安保先生にご教授いただいた症例です。初診時の血液像、

好中球78%、リンパ球10.2%、強いかゆみと寝汗で睡眠障害を呈し、また、ブラキシズム（歯ぎしり・噛みしめ）による両側犬歯切端に過度のファセット（摩耗）を確認できたので歯科治療、オーリングテストなどによる治療を開始し、ステロイドの使用を中止しました。

好転現象が出現し、症状が悪化するも3カ月で改善。口腔内金属の除去、スプリント治療による咬合改善、体内重金属のデトックスなどが効果的であったと考えられます。

9月中旬に妊娠し、8月16日、9月13日の血液像、好中球83.9%・82%、リンパ球7.5%・9.8%、IgE 2160IU/ml と数値が悪いため、安保先生に確認したところ、妊娠すると顆粒球が増えるとのこと。また長期間のステロイド使用のケースでは早期にリンパ球の増加は認められないとのことでした。

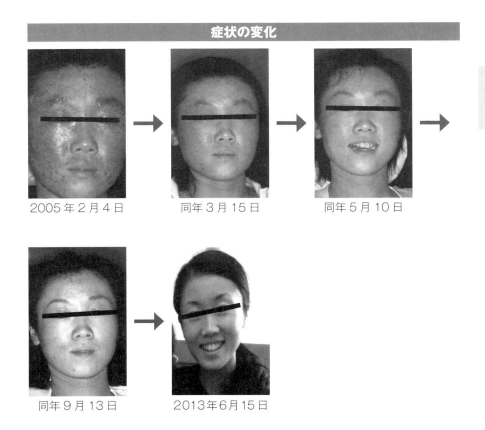

症状の変化

2005年2月4日 → 同年3月15日 → 同年5月10日

同年9月13日 → 2013年6月15日

考察　アトピー性皮膚炎の原因は多様であり、治療に決め手がないのが現状です。皮膚科では重症のケースは徹底的にステロイドで症状を改善し、そのうえで減感作療法などの治療に移るのが基本とされていますが、相当厳重な管理をしないとステロイドから離脱できなくなります。

当研究会では、自律神経を乱すあらゆるものが、病気を誘発する因子となると考えます。歯科においては、歯周病による慢性炎症、過剰ストレスの継続による強い歯ぎしりや噛みしめによって生じる顎関節のズレで、咀嚼筋と頸部筋肉群に過剰な緊張が起こります。それが血管や神経を圧迫して、自律神経系、内分泌系、免疫系に大きな影響を与え、血流障害による低体温が多くの疾患に影響することがわかっています。

症例3は、口腔内の不調と環境変化による過度のストレスがアトピー性皮膚炎悪化の誘因であると考え、歯科治療、デトックスなどの加療によって、速やかなステロイドからの離脱とその後の改善が可能となった例です。

歯科は口腔内のみの治療を許可されていますが、噛むという生命の基本的な行為が全身の健康維持に重要な意味を持つことを理解し、医科と歯科の密接な連携が高まることによって、病気を治す意外な近道があることを知ってもらいたいと思います。

4 顎の骨を拡げて歯並びを治し、気道を拡げてアトピー性皮膚炎を治療した症例

松見哲雄（歯科医師）

症例 　　　　男性　9歳　小学生

初診　2012年12月27日

主訴　歯科矯正。歯列が狭いため、口呼吸の疑いもありますが、虫歯はありません。鼻粘膜炎症、アトピー性皮膚炎。

経過　2012年8月、父親の転勤で福岡から高松に転居。両親との三人家族で、アトピー性皮膚炎は転居後に悪化しました。母親はストレスが原因だと思っています。初診時の白血球分画データでは、顆粒球39％、リンパ球50％の副交感神経優位の状態でした。

　焼肉、焼き鳥、チョコレートを食べるのが大好きで、9歳男児としては体重が50kgもある小児肥満です。ぽっこりしたお腹で脊柱のねじれがあり、右肩下がりの状態でした。口をぽかんと開けている傾向がありますが、これは口を閉じる口輪筋が弱い（3.39ニュートン）ためで、口呼吸もありました。幸い虫歯はなく、上顎前歯叢生でした。唾液量は5ml／5分で少なめでした。

治療方法

拡大床：入れ歯様の器具の中央にネジがついていて、それを回転させることで大きさを調整することができる構造になっています。頭蓋骨の縫合を物理的に拡げる器具で、年齢に関係なく使用することができますが、若年者の方が早く改善結果が出る傾向があります。歯科矯正の際に、永久歯の抜歯で生じる歯列が小さくなる弊害や、呼吸がしづらい、噛む力が弱い、体のバランスがとりづらい、老齢による歯の減少で食事の際に困るなどの問題を解決するための器具です。

あいうべ体操：口のまわりの筋、特に口輪筋を強化することで、口呼吸の防止、口角アップ、小顔効果があります。今井一彰先生が考案した体操です。

チューブトレーニング：現在はカムカムを使用し、特に食べ物を咀嚼する筋を強化する目的で治療法に加えています。

口テープ：特に夜間の口呼吸防止に使用しています。口呼吸はいびきや無呼吸、各種アレルギーの発症にもつながります。口テープを使用すると眠りが深くなります。また昼間の習慣的口呼吸の矯正にも有効です。

鼻うがい：鼻道中の異物（鼻くそなど）の除去、鼻咽腔の炎症改善に効果があります。

食事指導：主食を玄米にした和食の食事に切り替える。玄米の量を増やすと別腹（砂糖類・パン類・菓子類・ジュース・果物・乳製品などの過剰摂取）がなくなり、必ず体調が改善していきます。

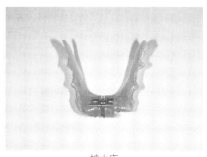

拡大床

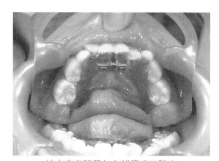

拡大床を装着した状態の口腔内

治療経過　初診時のアトピー性皮膚炎の状態がわかる写真がないため、治療開始から半年後（2013年5月)の写真を使用します。本人談では随分よくなった状態のものだということです。時間の経過とともにアトピー性皮膚炎、肥満、歯列不正の改善が見られましたが、2013年11月から頭部脱毛症を発症しました。

2014年4月、横浜へ転校。同年8月甘いものの摂取が増えたことで、歯肉発赤、体重増加、あせもができましたが、アトピー性皮膚炎はよくなっているようです。

2015年3月、鼻うがい、あいうべ体操はしていないそうですが、脱毛症は小さくなり改善傾向。背中のアトピー性皮膚炎は乾燥程度。最終来院は2016年3月、アトピー性皮膚炎は汗をかくとかゆみが出るぐらいのレベルです。脱毛症完治。歯列正常。

2018年の母親からの聞きとりによると、アトピー性皮膚炎、脱毛症、肥満、歯列不正は完治。以前は肥満で運動が苦手でしたが、現在は野球に夢中で心身ともに健康だということです。

白血球分画の推移

	2012年12月	2013年10月	2013年11月	2014年3月	2015年4月
顆粒球比率	39%	43%	45%	41%	53%
リンパ球比率	50%	50%	51%	51%	36%

体重の変化

	2012年12月	2013年2月	2013年4月	2014年7月
体重	50kg	47kg	42kg	39.1kg

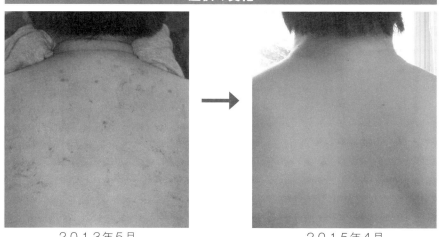

症状の変化

2013年5月 → 2015年4月

考察　アトピー性皮膚炎、小児肥満、鼻粘膜の炎症、口呼吸、歯列不正は一連の症状で、食生活が大きな原因となります。今回は精神的なストレスが修飾した症例であると思います。

　パン類、砂糖類、乳製品の過剰摂取は肥満や鼻粘膜の炎症を招き、気道を狭めるため、呼吸障害によって口呼吸がはじまります。そして歯列の狭小が起こると、さらに鼻道が狭くなり、アレルギーが悪化するという悪いスパイラルに入ったケースです。

　転校後、食生活の管理が甘くなり症状が一進一退するという状態になりましたが、逆にそれが本人の自覚を生み、自発的食生活の管理ができるようになって、完治につながりました。

歯科治療による皮膚疾患の改善

阿部昌義（歯科医師）

症例　　男性　35歳　会社員

初診　2014年3月3日

主訴　アトピー性皮膚炎。

経過　小学生のときからアトピー性皮膚炎の治療を受け、食事療法や漢方薬などいろいろな治療も試しました。しかし、なかなか改善しなかったため、「口腔内の金属が原因ではないか」と疑問を持ち当院に来院。

最近、環状紅斑という湿疹が出てきたことや、慢性的な便秘や肩こりなどもあったため、歯科金属の影響を強く疑うようになったそうです。

ほかには頭痛、首筋の痛み、腰痛、寝起きが悪い、いびき、呼吸困難、不眠、ニキビ、不安、イライラなどの不定愁訴も多数ありました。

治療　オーリングテストではすべての金属にマイナスの反応が出ました。また電磁波への反応検査においても、わずかですが反応がありました。

電磁波の影響は口のなかの金属が原因でした。口腔内8カ所にある金属をすべて非金属に交換、治療途中の歯も非金属冠にする治療計画を立てました。また、並行して噛み合わせ治療、整体も行いました。

現在使用中の漢方薬は、オーリングテストの結果、患者さんの体に合わないことがわかり、服用を中止してもらいました。生活面では砂糖の摂取を控えることや亜麻仁油やオリゴ糖（ラフィノース）を積極的にとるようにも指導しました。

初回の噛み合わせ治療を行ったところ、「鼻の通りがよくなった」と話してくれました。呼吸器系に問題があると皮膚疾患が出る傾向があるようです。

治療期間は約2年間でしたが、遠方からの通院をがんばって続けてくれました。その後もすべてではありませんが、症状が軽減しているそうです。

患者さんの声　お世話になっております。このたびは治療をしていただきありがとうございました。治療の経過に伴い皮膚の症状も徐々によくなり、今では治療前と比べると大分落ち着いてきました。湿疹の出ている範囲も少なくなりとてもうれしく思っております。まだ完全によくなったわけではありませんが、先生に指導していただいた生活習慣の改善や骨の調整を続け、症状がさらに改善するよう努めたいと思います。また経過報告をさせていただきます。

口腔内の状態

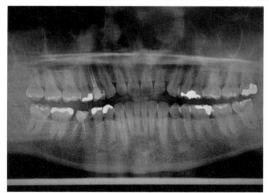

濃い白色の部分（8カ所）は既存の金属製の詰めものです。向かって左上の奥から5番目と左下奥から3番目の歯に、被せものを入れる予定です。

首の状態

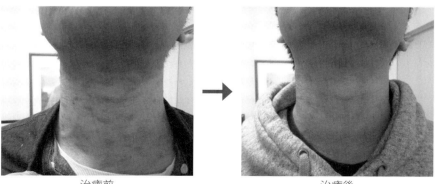

治療前　→　治療後

手の状態

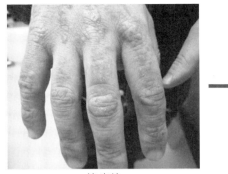 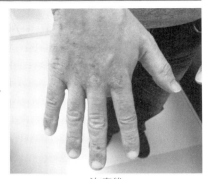

治療前 → 治療後

脇腹の状態

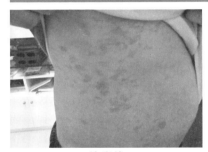 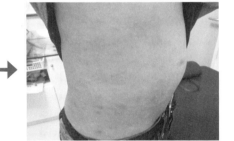

治療前 → 治療後

考察 　口腔内の金属を外すことで、皮膚疾患が改善するのはなぜでしょうか。この症例で考えるといわゆる「金属アレルギー」と思われるかもしれませんが、それだけではないような気がします。金属を外しただけで、瞬時に不定愁訴が消える方がいます。そのような現象から考えると、おそらく電磁波による影響が大きいと思います。「携帯電話の電磁波がアトピー性皮膚炎に影響を与える」という論文も存在します。

　また、本症例の場合、オーリングテストの結果、上咽頭部にもマイナスの反応がありました。おそらく口腔内が狭いため、舌の行き場がなく、舌根が喉の方へ沈下したことで、上咽頭部を圧迫して慢性上咽頭炎を起こしたのでしょう。そこからの病巣感染なども考えられます。また舌根沈下により、いびきや呼吸困難などにつな

がっていた可能性もあります。

そのため、噛み合わせ調整を行っただけで、舌の位置が改善し、呼吸がしやすくなり「鼻の通りがよくなった」と本人が感じたのだと思います。

またオーリングテストでは腸の具合も悪かったため、皮膚疾患の患者さんは、アトピー性皮膚炎だけではなく、呼吸器系や消化器系の問題も並行して解決していかなくてはならないと思います。

最近では、歯の神経を抜いた歯（失活歯）による病巣感染が、病気や症状を引き起こしている可能性が考えられています。歯科医師の果す役割は大きく、医科歯科連携も整えていく必要性を感じています。

補足

①歯科領域での電磁波の影響

歯科と電磁波は密接な関係があります。その説明の前に「鉱石ラジオ」をご存知でしょうか。このラジオは簡単な部品だけでできていて、電源がありません。どうしてラジオが聞こえるかというと、銅線でできたコイルに電波が当たることにより、微弱な電流が流れることを利用しています。

実は口腔内でも同じことが起きています。口腔内に歯科金属が使われていると電磁波のアンテナになり、微弱な電流が唾液を介して体内に流れます。この微弱な電流が自律神経を狂わす可能性があるのです。

人体は脳波や心電図でもわかるように微弱な電気システムでできています。そこによけいな電流が流れれば健康を害することは予想できます。また口腔内に異種金属が使われていると、電位差が生じ、その結果微弱な電流（ガルバニック電流）が流れます。この電流も自律神経に影響を与えるといわれています。解剖学的にも口腔は（特に上顎骨）は脳頭蓋に近く、発生した微弱電流が脳へ影響を与える可能性があります。

②歯科金属の問題

歯科金属には腐食を防ぐために貴金属（金・パラジウム）などの合金が使われています。したがって歯科金属は電流を通します。これは豆電球を使用した簡単な電気回路で実証済みです。そのため歯科金属は電磁波のアンテナになりやすいのです。

歯科金属を使用している患者さんに携帯電話を近づけると、体が揺れる方がい

ます。

　このような方は、知らないうちに電磁波の影響を受け、これが不定愁訴の原因になっていることがあります。特に水銀を含む"アマルガム"という合金はアンテナになりやすいのです。

　この合金が使われている患者さんでは、8～9割の方が携帯電話を近づけるだけで体が揺れるのです。

　アマルガムを除去しただけで不定愁訴が改善するケースが多いのは、電磁波の影響が減少したためだと考えています。

　アマルガムにはもう一つの恐ろしさがあります。それは水銀を含むということです。合金になれば心配ないという意見もありますが、口腔内の電解質により合金も腐食され、水銀が溶け出すことがわかっています。アマルガムの水銀は無機水銀で無害といわれていますが、薬事では「毒物」扱いです。

　また、無機水銀は口腔内細菌や腸内細菌によって有機水銀（水俣病の原因）に変化します。イランのある大学の実験では、携帯電話の電磁波でアマルガム内の水銀が溶け出すという論文も発表されています。

　アマルガムの表面を消しゴムで擦過しただけでも水銀ガスが発生します。つまり、歯磨きや食事等で水銀ガスがたやすく発生し、それを吸い込んでいるということになります。アメリカではアマルガムの水銀によって病気などが発症しているという著書が多数発売されています。

　ほかにも、歯科金属や歯科材料による影響があります。私自身もアマルガムや歯科金属の害を体験してきました。口腔内はもちろん、体内には金属を含む化学物質を使用しないのが理想的だと考えています。

難治性円形脱毛症3症例の治療経験

永野剛造（医師）

解説

　円形脱毛症は自然治癒する傾向もありますが、難治になると、再発をくりかえしたり、全頭型脱毛になって回復に時間を要する症例が見られます。

　再発をくりかえした症例、初診後長期にわたり通院、治療を行った全頭脱毛の症例、発症時の円形脱毛から数カ月で全頭脱毛へと悪化した症例の3症例に自律神経病治療を中心とした治療を行い、回復（回復途中も含む）することができました。

　円形脱毛症は"皮膚科の心身症"といわれ、自律神経病の典型的な疾患です。ストレスの解消が一番の治療ですが、長期の経過をとる場合、回復はとても困難になります。粘り強い治療で発毛を見たケースを紹介いたします。

症例1　　女性　44歳　休職中

初診　2013年3月2日当院治療にて回復。2017年2月6日に再来院。

主訴　円形脱毛から脱毛範囲拡大。

経過　小学校5年生で発症、以後改善と再発をくりかえす。2012年に他院皮膚科にてステロイド局所治療、かぶれ治療を開始した後に悪化し来院。当院での治療にて1年後に発毛しましたが、2016年に悪化し再来院。現在休職中で日常生活では特にストレスは感じていないものの、心配性で常に脱毛への不安を抱えているため、それ自体が大きなストレスとなっています。

治療

初診：エネルギーレベルは2で、エネルギーが回っていない状態。検査データでは、
　　　白血球数3700／μl、リンパ球42.3%、リンパ球数1565／μl、顆粒球47.6%、顆粒球数1761／μl。

再来院：エネルギーレベルは2で、初診時と同様の状態。頭皮の浮腫とうっ血、のぼせ感と手足の冷え、首肩のこりがあり、頭がすっきりしない、何かをかぶった感じがするとのこと。再来院時の検査データでは、白血球数5600／μl、リンパ球38.8％、リンパ球数2172／μl、顆粒球数3007／μl、顆粒球53.7％。

5カ月後：週1回のペースで波動療法、つむじ療法、鍼治療、交流磁気治療を受け、治療5回目でエネルギーレベルは5となり、頭部の浮腫、うっ血が改善、頭に何かかぶった感じもなくなり全体的に発毛。白血球分画はほぼ正常になりました。検査データでは、白血球数5300／μl、リンパ球40.1％、リンパ球数2125／μl、顆粒球52.0％、顆粒球数2756／μl。

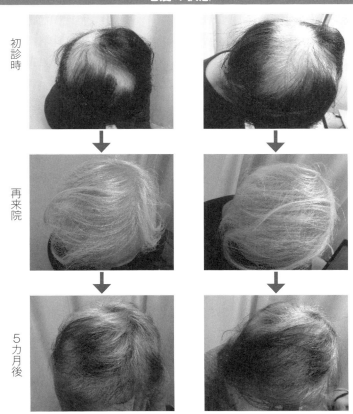

毛髪の状態

初診時 → 再来院 → 5カ月後

白血球分画の推移

	白血球数	リンパ球比率	リンパ球数	顆粒球比率	顆粒球数
治療前	3700	42.3%	1565	47.6%	1761
再来院後	5600	38.8%	2172	53.7%	3007
5カ月後	5300	40.1%	2125	52.0%	2756

症例2　　女性　58歳　図書館職員（パート）

初診　2013年10月7日

主訴　円形脱毛から全頭脱毛。

経過　2010年に発症し、2カ月後に悪化。後に改善、悪化をくりかえし当院に来院。発症半年前に図書館で働くための資格を取得。同時期に二人の娘のダブル受験などもあり、本人によると「極端に大きなストレスは感じなかったものの、いくつもの小さなストレスを一度に感じていた」とのことです。

治療

初診：エネルギーレベルは1で、エネルギーが回っていない状態。頭皮のうっ血と手足の冷え、首肩のこり感と、椎体の側湾、背筋の張り、緊張感などがありました。検査データでは、白血球数6200／μl、リンパ球33.6％、リンパ球数2083／μl、顆粒球62.1％、顆粒球数3850／μl。

3年半後：当初来院は週1回、治療開始してまもなく完全脱毛となり、2018年に発毛がはじまりました。現在は月1回のペースで波動療法、つむじ療法、鍼治療、交流磁気治療を受け、エネルギーレベルは5。うっ血も治まり、手足の冷えも改善、頭頂部に発毛（白髪）が見られます。検査データでは、白血球数4800／μl、リンパ球46.4％、リンパ球数2227／μl、顆粒球47.6％、顆粒球数2284／μl。

白血球分画の推移

	白血球数	リンパ球比率	リンパ球数	顆粒球比率	顆粒球数
治療前	6200	33.6%	2083	62.1%	3850
10カ月後	3700	53.8%	1990	38.9%	1439
15カ月後	4500	47.2%	2124	47.2%	2124
3年半後	4800	46.4%	2227	47.6%	2284

毛髪の状態の変化

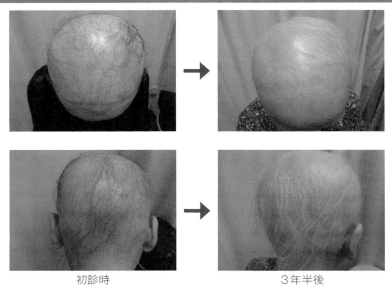

初診時　　　　　　　　　　　３年半後

症例３　　　　女性　６２歳　自営業

初診　２０１３年７月２日

主訴　円形脱毛から全頭脱毛。

経過　２０１２年に発症、大学病院の皮膚科を受診しましたが、１カ月後に全頭脱毛。自営業のため普段から忙しく、生活が不規則で睡眠不足気味。娘の結婚式の翌日に発症しました。

治療

初診：エネルギーレベルは1で、エネルギーが回っていない状態。手足の冷え、首肩の張りとこり（自覚はなし）、背筋の張り感と椎体の際のつまり感、風邪をひきやすく、咳が多い、色白で体質的に寒がり。白血球分画は交感神経優位。肺虚症・気虚。検査データでは、白血球数 3900 /μl、リンパ球 19.9％、リンパ球数 772 /μl、顆粒球 70.8％、顆粒球数 2761 /μl。

4年後：来院当初は週1回、現在は月1回のペースで波動療法、つむじ療法、鍼治療、交流磁気治療を受けています。エネルギーレベルは5となりましたが、交感神経優位の状態は変わりませんでした。手足の冷えは改善、頭頂部に発毛が見られます。発毛はまだらですが、しっかりとした毛髪が出てきています。検査データでは、白血球数4500／μl、リンパ球22.1％、リンパ球数994／μl、顆粒球69.4％、顆粒球数3123／μl。

白血球分画の推移

	白血球数	リンパ球比率	リンパ球数	顆粒球比率	顆粒球数
治療前	3900	19.9%	772	70.8%	2761
1カ月後	3500	24.5%	857	65.6%	2296
3カ月後	3700	26.6%	984	63.6%	2353
6カ月後	4100	20.6%	844	71.4%	2927
8カ月後	3600	23.9%	860	68.8%	2476
10カ月後	4000	26.0%	1040	66.3%	2652
1年後	4100	24.2%	992	67.8%	2779
4年後	4500	22.1%	994	69.4%	3123

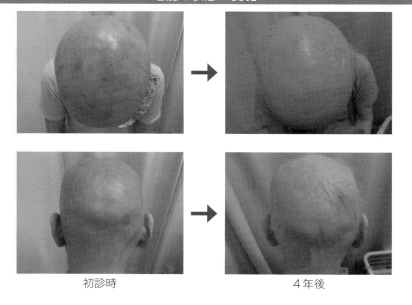

毛髪の状態の変化

初診時 → 4年後

考察　今回の3症例は多発型から全頭脱毛へと悪化し、いずれも発症後3年以上と長期にわたり治療をした症例で、各例ともに特徴がありますので個々に考察します。

　症例1は小学校5年生で発症、改善、悪化をくりかえしていますが、常に脱毛症のことを考えているという典型的な心身症です。本人の心が脱毛症から逃れ(離れ)られるようにすることが一番の治療であると考えます。

　血液検査においても2013年の初回検査時には白血球が少なく、リンパ球が42％と多い状態でうつ状態と判断されました。再受診後はバランスがよくなり、治療によく反応しました。

　症例2は心配性の患者さんで、資格試験、娘のダブル受験が重なり発症したと考えられます。3年以上改善が見られず、患者自身も半分諦めかけていましたが、根気よく治療を継続したことで、少量ではありますが発毛が見られました。

　血液の初回検査ではほぼ正常でしたが、その後の検査では、リンパ球が多い状態が続き、軽いうつ状態だったと判断されます。発毛がはじまったことで元気が出て、白血球バランスが改善することが期待されます。

　症例3は、深夜遅くまで営業する飲食店を夫と一緒に仕切っているため、睡眠時間も十分にとれない状況が続いている女性ですが、この生活パターンを変えることはできないというケースです。

　その結果が白血球分画のアンバランスにあらわれていて、常に交感神経優位な状態にあり、その改善は見られませんでした。このままの状態が続くとより深刻な病気を発症することが懸念されますが、生活の改善を望むことは難しいのが現状です。

　患者三人ともに、波動療法によりエネルギーを上げて、同時に患者自身の波動を転写した育毛ローションを塗布する治療や、そのほかの治療によって気血水、上下のバランスを整え、頭寒足熱へと体質改善することができました。薬を使わない治療を行うことで患者さんに希望を持ってもらうことができるのです。

　各症例では白血球分画に特徴が見られ、三者三様の結果でした。長期にわたる治療では、患者さんの生き方を変えることが必要ですが、現実にはなかなか難しいというのが実態です。

　しかしながら、これらのことを十分説明して、「患者が生き方を変えていく」ための指導を根気よく続けることが大切であると改めて反省させられました。

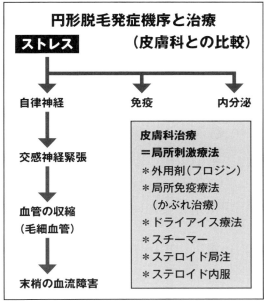

円形脱毛症治療の考え方の違い
矢印は自律神経病治療の考え方を示したもので、皮膚科治療は皮膚のみを治療対象としています。

円形脱毛症

　円形脱毛症は幼児から老人まで幅広い年代で発症する疾患です。症状もいわゆる10円ハゲから全身の毛が抜ける重症型まで、経過についても、数カ月で自然治癒するものから、難治性となり長期の治療を要するものまでさまざまです。

　心身症の代表的疾患といわれてきましたが、その発症の機序については①ストレス説②自律神経失調説③末梢循環障害説④自己免疫説⑤遺伝説と諸説があり、明確な発症機序は解明されていません。近年、皮膚科学会は「皮膚における明確な免疫反応が唯一の科学的根拠となる」とし、「原因不明の自己免疫疾患」として本症を位置付けています。

　原因のわからない病気には対症療法しかないため、ステロイド療法、薬でかぶれを起こす局所的な治療が皮膚科の主体となっています。

　日本自律神経病研究会では病気の原因の解明を第一と考え、これまで長年いわれてきた説を統合的に考えるのが合理的であるという立場です。

　五つの説はそれぞれの研究者が独自の立場で研究してきたもので、意味のある考え方を提示していますが、「群盲象を評す」もしくは「木を見て森を見ず」の感があ

ります。

　当研究会では、本症の成り立ちについて、「ストレスによる自律神経の変調から、末梢の血流障害が起こり、毛髪再生の機能が壊れて脱毛がはじまる。これに対する生体反応として免疫系が活性化していく」と考えています。

　こうした流れは、当研究会が長年にわたり研究してきた病気の発症機序の典型的なパターンであることから、円形脱毛症は自律神経病であり、その原因を解消すれば、治癒に向かう疾患であると考えています。

7 鍼灸・刺絡療法と温熱免疫療法との併用で、十二指腸カルチノイド腫瘍が消失した症例

谷口茂樹（鍼灸師）

解説

　カルチノイド腫瘍は、低悪性度のがんです。通常、小腸や胃、十二指腸その他の消化管のホルモン産生細胞に発生します。セロトニン、ヒスタミン、カテコールアミンなどのホルモン様物質を産生し、生産量が過剰になると、カルチノイド症候群を引き起こします。

　症状はカルチノイド症候群で、皮膚紅潮、皮膚小血管拡張症、気管支喘息様発作、下痢、腹痛、浮腫などが見られ、腫瘍のある患者の10%以下に発症します。

　この腫瘍の増殖は遅いため、転移している患者の場合でも通常の西洋医学的治療だけで10〜15年生存するケースも珍しくありません。

症例　　女性　63歳　主婦

初診　2005年10月22日

主訴　著明な自覚症状はありません。胃腸の不快感（食欲はある）。睡眠困難。低体温（平均35℃前半）。手足の冷感。便秘ぎみ。皮膚小血管拡張症は胃カルチノイド腫瘍（3年前）が発見される前より発症。

経過　夫の亭主関白的な行為を原因とするストレスが30年ほど前からたまり、胃炎や軽度の胃潰瘍をくりかえし発症したため、薬の服用と、定期的な胃透視や胃カメラを受けてきました。

　2002年胃に約2cmのカルチノイド腫瘍が見つかり、腹腔鏡で胃下部の切除を受けました。

　2005年10月の健康診断と術後フォローにて十二指腸の入り口付近に、約2cmのカルチノイド腫瘍が見つかりました。ガストリンの高い値も目立ちました。正常値は30〜150pg/mlで、2005年10月28日が219、2005年11月18日は

182でした。

　投薬については、胃酸が出るのを抑え、胃潰瘍、十二指腸潰瘍の炎症を改善するため、発病当初ガスター錠10mgを朝・夕の1日2回服用し、胃の粘膜を修復し、胃潰瘍の炎症を改善するため、ムコスタ錠10mgを朝・昼・夕方の1日3回服用していました。現在は胃潰瘍や十二指腸潰瘍、胃酸の逆流による食道炎の改善のため、オメプラール錠20mgを1日1回朝に服用しています。

治療

- 1回目：2005年10月22日、鍼灸治療、自律神経病治療、温熱免疫療法を開始。鍼灸治療および自律神経病治療は1〜2週間に1度のペースで、温熱免疫療法は1週間に2回のペースで行いました。
- 10回目：同年12月、全体的に体調がとてもよくなり、夜間の睡眠も楽になりました。基礎体温も上昇しはじめました（36℃台）。
- 15回目：2006年1月、身体の冷え感が消失。温熱免疫療法での体温上昇が短時間の加温で可能になりました（15分ほどで39℃を超える）。
- 30回目：同年3月全体的な体調、腫瘍ともに落ちついてきました。温熱免疫療法から、入浴時マイルド加温に変更。

十二指腸の状態

2cmのカルチノイド → カルチノイドの消失

2005年10月18日　　　2006年3月20日

白血球分画の推移

検査日	白血球数	リンパ球数	顆粒球数等
2004年4月19日	4000	1920	2080
2004年10月14日	3900	1837	2063
2005年10月18日	3600	1858	1742
2005年10月28日	4460	2568	1892
2006年6月16日	4460	1855	2605
2006年6月21日	4100	2655	1435

治療方法

東洋医学的所見

脈診：滑・数、やや弦、一息五至、肝虚。
舌診：紅舌・黄膩苔・湿潤。
腹診：胃土・右脾募・左肝相火に邪（夢分流）。
後背診：厥陰兪・肝兪・脾兪・胃兪に反応。
証：肝胃不和。

鍼灸治療

治療穴：太衝、三陰交、足三里、曲池、厥陰兪、肝兪、胃兪、小腸兪など。
施術法：皮下4mmまでの浅刺（撚針法併用）1寸3分1番鍼使用。
内容：10〜12分置鍼。

刺絡療法

刺絡点：手足の井穴（第4指を含む）、頭部（百会、四神聡、胆嚢点など）。
　　　　背部（大椎、肝兪、胃兪、腎兪など）および背部の細絡。
　　　　皮膚小血管拡張症の局所（鼻部）にも刺絡を試みましたが改善していません。

温熱免疫療法

はじめに体温を舌下で測定し、その体温よりも約2℃の上昇を目指します。治療前後には水分補給を十分に行い、血圧や脈拍数にも注意します。治療間隔は、1週間に2回を目標。最初に仰向けで15分間加温してから体温を測定し、その後うつむけ（横向け）で15分間加温します。再度、体温を測定して10〜15分間保温します。最後に体温、血圧、脈拍を測定して終了。

家庭でできる治療の指導

食事：発芽玄米菜食、旬の食材、身体を温める食材を中心に腹六〜八分目の少食。
睡眠：午後12時までに就寝し、1日7時間程度の熟睡。
温補：仕事のように身体を温める（湯たんぽ、カイロ）。
入浴：シャワーより体温＋4℃の湯船に入る。
運動：小汗をかく程度の無理のない運動。
笑い：毎日の生活に笑いを忘れない。
感謝：感謝の気持ちを大切にする。
爪もみ：朝、昼、夜の食後と入浴時に毎日もむ。
マインドコントロール：私は必ず治ると自分に言い聞かせる。

考察　本症例は、血清ガストリン値が高値である状態で、日頃のストレスにより胃炎や胃潰瘍を引き起こし、その後のカルチノイド腫瘍に転換していったものと思われます。

　患者さんは日々ストレスを受けていたにもかかわらず、再発以前からリンパ球比率、個数が高値であり、やや副交感神経優位な体質だと判断できます。副交感神経が優位で発症したがんは血流障害が原因で、交感神経優位で発症したがんよりも免疫力があるため、比較的消失しやすい傾向があります。

　今回は鍼灸治療、自律神経病治療、温熱免疫療法の併用によるリンパ球の増加とHSP（ヒートショックプロテイン）の作用でカルチノイド腫瘍を消失させることができたと考えられます。

8 潰瘍性大腸炎患者の9年間、病気を克服し子ども二人に恵まれた症例

内野孝明（鍼灸師）

解説

　潰瘍性大腸炎は1975年厚労省によって難病指定されました。発症のピークは男性20～24歳、女性25～29歳で、現在は中・高校生の進学ストレスで発症する患者数が増加傾向にあります。薬物療法が中心ですが、薬物では完治しないとされています。

症例　　　女性　29歳　会社員

初診　2006年6月2日

主訴　下痢を伴う腹痛、粘血便。下痢1日5回。手足と腹部の冷感。

経過　2005年6月に発症（白血球数 11700／μl、リンパ球 13.8％）。病院に入院してステロイド治療を開始するも、身体の異常を感じたため、退院して自律神経病研究会会員の医院にて漢方薬治療を開始しました。白血球分画検査も同時に行うようになりました。

　2005年11月（白血球数 15300／μl、リンパ球 9.2％）。発病の1年後に当院にて治療開始、発病の原因はストレスで、結婚生活の異常（セックスレス）を経て、離婚してから発症しました。

　また運動不足と食事の乱れも影響していて、20代前半にアメリカに転居してから約4年間のジャンクフード食生活、さらに帰国後も乱れた食生活が続きました。どこへでも自動車で出かけるため歩くこともなく、運動も嫌いでほとんどしませんでした。

治療　治療開始1カ月後の白血球分画はリンパ球 28.2％に増加。治療2カ月後には下痢症状が止まり、排便が1日2回、腹痛はほとんどなくなりました。3カ月

目には発病後はじめて両親を伴い車にて旅行。4カ月目に体調が悪くなり体重減少となりましたが、以前のような不安感はなくなりました。

半年後には下痢もなく排便も安定、腹痛もほとんど起きなくなったものの、リンパ球の増加は足踏み状態でした。「正しい食事にはもう飽きた」という本人の感想もありました。

体操（ヨーガ）をはじめると7カ月後には顔色もよくなり生き生きしてきました。便が1日1回出るようになり、出血がなくなって顔もふっくらしてきました。

白血球分画の推移（治療期間 2006年6月～2007年6月）

検査日	白血球数	リンパ球比率	リンパ球数	顆粒球比率	顆粒球数
2005年11月11日	15300	9.2%	1407.6	88.4%	13525.0
2006年2月10日	9800	16.9%	1656.2	79.2%	7761.2
2006年4月28日	8300	20.7%	1718.1	72.0%	5976.0
2006年5月26日	7300	23.1%	1686.3	70.7%	5161.1
2006年7月7日	5100	28.2%	1438.2	64.4%	3284.4
2006年8月4日	5600	27.7%	1551.2	66.4%	3718.4
2006年9月1日	6200	23.0%	1426.0	71.6%	4439.2
2006年10月27日	7200	23.4%	1684.8	70.9%	5104.8
2007年1月5日	5900	23.0%	1357.0	71.9%	4242.1
2007年3月16日	6400	25.4%	1625.6	70.4%	4505.6

治療方法

鍼灸治療：坐位・呼気時・外関穴刺鍼にはじめる。ディスポ鍼の1寸3分3番鍼。刺鍼は副交感神経優位にするため浅く刺入（皮下5mmまで）。副交感神経優位を目的とする鍼灸治療は、午前中は伏臥位から、午後は仰臥位からはじめます。副交感神経優位（リンパ球過剰）なアレルギー性疾患（アトピー性皮膚炎、ぜん息など）はリンパ球の働きを抑える目的で、リラックスをしないように座位で治療します。

鍼治療穴は合谷、手三里、経渠、三陰交、足三里、復溜。

温灸治療穴は腸愈、腎愈。

灸刺激：手首にある陽池にお灸をすえることで三焦経の刺激となります。家庭ではせんねん灸など簡易にできるお灸をすえます。三焦とは上焦（横隔膜から上）中焦（横隔膜から下でお臍のところまで）下焦（お臍から下）に分類され、五臓六腑のなかの熱源の意味があり、保温のために絶えず熱を発生させている器官です。呼吸、消化、排泄をつかさどる働きをしています。

頭部刺絡：後頭部に鍼刺激を与えてドーパミンを出し、やる気を起こさせます。家庭では自分で後頭部をブラシや櫛（天然素材に限る）、または爪を立てて毎日数回刺激を与えます。
井穴刺絡：手足の爪の生え際にある井穴に鍼刺激。家庭では自分で爪もみを毎日行います。

＜そのほか併用した治療＞

光線治療：黒田光線カーボン3001番と4008番使用で足裏、足首、膝、腰、頸部に照射。
西式健康法：西式三号機（ベッドの上で金魚運動と毛管運動、牽引療法を行う複合理学運動器）、自然運動器（現代人の歩行不足を解消し、全身の体液循環を整える運動器）。大腸経の経絡を伸展させ、腸の働きを活発にする体操法では、正座をしてそのまま後ろに倒れます（マットやクッションを併用）。手を伸ばし腹式呼吸をくりかえす体操も効果的です。

食事指導（食養法）

　潰瘍性大腸炎では飲食の影響を直接消化器に与えます。そのため食生活改善を第一に指導しました。特にやめるべき食品から正しい食事と食べ方への転換を促しました。

　アメリカでの間違った食生活は帰国後も続いていたので、食事中のコーラ飲料（約2ℓ）、油の多い肉、スナック菓子、チョコレート、ビスケットなど糖類＋油＋乳化剤（特に腸粘膜に悪い添加物）が中心になる食品を避けて、できる限り胃腸に負担をかけない少食に切り替えるよう指導をしました。しかし本人には大変なストレスとなり、ドカ食いをしては病気を悪化させるというくりかえしとなりました。

　小麦食（パン類、麺類、粉もの）から米食（発芽玄米）への切り替え。野菜、海藻、豆腐を中心に発酵食品（自家製の味噌や漬物、納豆）の常食。動物性タンパク質（牛乳、ヨーグルト）はできるだけ摂取しないことなどが重要です。さらに感謝しながらよく噛んで食べることで副交感神経が優位となります。

　食事中の飲みものは厳禁です。胃から十二指腸へつながる幽門は、本来食物が十分に胃酸で消化されてから開きますが、食事中の水分量が多くなると、未消化の食物が十二指腸に流れ込んで、胆汁と膵液（アルカリ性の働き）による胃酸の中

和が間に合わなくなります。そうなると胃酸によって腸壁に傷がつくだけでなく、腸内細菌の善玉菌を減少させてしまいます。

患者さんの声　つらかった潰瘍性大腸炎を克服しても、衝撃的な死産、流産を経験し、健康のありがたさがわかりました。生活改善の結果、肌のきれいな子どもを授かることができました。家の周囲の畑でできた野菜とご飯、近所の豆腐屋さんの豆腐や納豆など、植物性食品中心の食事によって、元気に過ごすことができています。

考察　1年間の施術後緩解し、転居のため治療を終了。1年後再婚、再婚相手に恵まれて妊娠、しかし羊水減少症になり死産、続いて妊娠するも今度は流産、本人はステロイド使用による薬害を疑いました。

　2011年3月11日の東日本大震災3日後、地震、津波の恐怖におびえながらも、茨城県内で待望の女子を出産し、翌年10月にも男子出産。

　潰瘍性大腸炎という難病治療でリンパ球を増やすことを目標に、自律神経病治療を開始。難病を克服し子ども二人を出産することができました。リンパ球増加は難病だけでなく、妊娠にも大きく関係したのです。

　白砂糖（糖類）を過剰摂取すると子宮の発育が悪く、収縮力が弱くなり、胎盤の形成や分娩が遅くなります。卵巣ホルモンの分泌が低下して早産、流産の原因にもなります。妊娠、出産にマイナスの働きをする砂糖類の摂取をやめることが重要です。

　不妊で悩む夫婦で、減塩したり、化学塩を摂取している場合は、塩の大切さに気づきましょう。女性は体温上昇、リンパ球増加の努力をしてみましょう。

　生理痛薬や頭痛薬、湿布薬などの痛み止め薬品によって交感神経が緊張すると、リンパ球が減少します。不妊の原因にもなりますので、できるだけ頼らないようにしてください。

　男性は精子を増やすために、牡蠣や海苔、ナッツ類や海塩から微量ミネラルの亜鉛を摂取しましょう。過度な飲酒、インスタント食品、白米、小麦粉食品の摂取は亜鉛を消耗させます。化学繊維の下着も避けて股間を冷やし、電磁波の影響を受けない努力も必要です。

卵巣がん手術と抗がん剤治療による副作用からQOLが改善した症例

谷口茂樹（鍼灸師）

解説

近年のがん治療では、がん摘出手術後の抗がん剤治療や放射線治療がセット化されています。こうして普通に行われるがんの三大療法によって、免疫力が低下し、がんの転移、再発につながるケースは少なくありません。本症例では、抗がん剤治療におけるさまざまな副作用と免疫力低下の防止を目的に自律神経病治療を行いました。

症例　　女性　49歳　公務員

初診　2016年12月9日

主訴　卵巣がん、抗がん剤治療での倦怠感、免疫力低下、食欲不振、脱毛。

経過　患者さんは夫と子ども二人の四人家族で共働きをして暮らしています。忙しい毎日で、バランスのとれた食事や運動などの健康的な生活ができない状態でした。職場の健診で2016年7月に卵巣がんのステージ1と診断されましたが、自覚症状はありませんでした。人に対して非常に気を使う方で、職場や家庭でも最高の配慮をしているため、常に交感神経が優位になっていたと考えられます。当院での治療中も、スタッフに対して非常に気を使っているため、その必要がないことを何回も伝えたほどです。

治療　2016年8月5日に左卵巣腫瘍摘出。最初の手術の結果ステージ1C期（悪性）と診断され、8月23日に再手術で両卵巣、子宮の摘出手術を受けました。その後ほぼ週1回のペースで抗がん剤治療を6カ月間受けました。

身体の倦怠感、食欲不振、免疫力低下などの副作用が強く、体調不良がひどくなったことで恐くなり、2016年12月9日当治療院に来院。翌年4月から職場

復帰予定のため、免疫力を高めることを目的に、鍼灸治療、刺絡療法、温熱免疫療法を用いた自律神経病治療を行いました。また、食事療法、爪もみなど「家庭でできる治療」を指導しました。

治療方法
東洋医学的所見
望診：背中が曲がり、顔はやや黒く、非常に元気がない表情。
脈診：脈状は、沈細やや弦。一息五至。六部定位は腎虚。
舌診：紅舌、白苔、舌尖に紅点。
夢分流腹診：脾募、右肝相火に邪。

鍼灸治療
副交感神経を優位にするために浅刺と低刺激を心がけた。
置鍼12分、1寸3分、1番鍼。
仰臥位の取穴：太衝・三陰交・復溜・足三里・合谷など。
腹臥位の取穴：天柱・肩井・膏肓・肝兪・胃兪など。

刺絡療法
手足の井穴（薬指は除く）。ディスポーザブル三稜鍼を使用。

家庭でできる治療の指導
食事：発芽玄米菜食、旬の食材、身体を温める食材を中心に腹六〜八分目の少食。
睡眠：午後12時までに就寝し、1日7時間程度の熟睡。
温補：仕事のように身体を温める（湯たんぽ、カイロ）。
入浴：シャワーより体温＋4℃の湯船に入る。
運動：小汗をかく程度の無理のない運動。
笑い：毎日の生活に笑いを忘れない。
感謝：感謝の気持ちを大切にする。
爪もみ：朝、昼、夜の食後と入浴時に毎日もむ。
マインドコントロール：私は必ず治ると自分に言い聞かせる。

治療経過

1) 「治療家から受ける治療」である鍼灸治療や刺絡療法、温熱免疫療法などの自律神経病治療では、週1～2回程度の頻度で定期的に受診して治療効果を出すことができました。しかしより大切な毎日の正しい食事や睡眠、入浴、運動、爪もみなどの「家庭でできる治療」の実践がなかなか徹底できない状態です。特に食事療法はあらゆる病気に必要であると考えられますが、食べ盛りの子どもがいる家庭のため、食事の献立の調整が難しいようです（発芽玄米は、一人用を冷凍で別途用意しているそうです）。

2) 血液検査では抗がん剤治療が終わった4月13日までは白血球数が2000／μl台でリンパ球数は1000／μl前後でした。しかし、5月以降リンパ球数が徐々に増加。この数値の変化は患者さんの訴えともよく一致していて、リンパ球の変動が体調にパラレルに動くことが認められました。

3) 体温の変化は温熱免疫療法によってはっきり確認することができます。遠赤外線ドームに入って体温を1.5℃ぐらい上昇させることで、HSP（ヒートショックプロテイン）も増加します。また、温めることでリンパ球の増加にもつながります。HSPとリンパ球の働きで、がん細胞に攻撃をかけることができます。温熱刺激においても、抗がん剤治療中は体温が1℃以上上昇することはありませんでしたが、抗がん剤を中止して徐々に体調が回復すると、体温も上昇するようになり、1.3℃以上の上昇が見られるようになりました。抗がん剤によってミトコンドリア系によるエネルギー産生が抑制されていることがわかりました。

白血球分画の推移 / 腫瘍マーカーの推移

検査日	白血球数	リンパ球比率	CEA (ng/ml)	CA19-9 (U/ml)	CA125 (U/ml)
2016年12月1日	2400	42.9%	1.8	10.6	
2017年1月5日	4310	22.7%	2.6	8.7	
2017年2月9日	2830	44.2%	3.1	16.2	
2017年3月2日	2700	40.0%	3.4	19.9	
2017年4月13日	2850	32.6%	3.7	14.5	
2017年5月11日	4430	26.9%	4.2	9.4	3.88
2017年6月8日	3940	31.7%	5.6	10.1	4.24
2017年7月13日	4530	39.1%	8.2	10.5	4.61
2017年8月3日	4860	28.0%	11.5	13.0	4.62
2017年9月5日	4260	35.9%	11.3	12.3	4.09
2017年10月3日	4310	36.9%	9.8	10.6	4.31
2017年11月7日			5.6		

（基準5以下）　（基準37以下）　（基準35以下）

① 白血球に見られる変化

　白血球数はその人の生命力をあらわすと考えられています。白血球数は5000／μlが標準とされ、4000／μl以下ではエネルギーの低下した状態です。本例においては12月から4月まで2000／μl台が多く、エネルギーの低下枯渇状態と判断され、リンパ球数も1000／μl前後で免疫力の低下が顕著でした。

　抗がん剤終了後には白血球、リンパ球ともに増加して、それに伴って体調も回復しました。このように白血球とその分画は身体の状態を反映していることが理解できました。

② 抗がん剤の影響と体温

　抗がん剤はがん細胞に攻撃を加えると同時に正常細胞にもダメージを与えます。特にミトコンドリアに大きな影響を与えるため、エネルギー産生力が低下して患者は低体温になります。対策はとにかく身体を温めることだと考えます。体調が回復してくると温熱免疫療法に反応して体温が上昇するようになりましたが、抗がん剤治療中は体が冷え切っていて体調は最悪であったと推測されます。

③ 抗がん剤治療と体調保持の治療

　本症例では、抗がん剤がいかに体調に悪影響を与えるか、リンパ球と温熱免疫療法の経過によって推測できました。まだ"がんの三大療法"に頼る患者さんや、会社からの指示で三大療法を避けることができない方は多いですが、体調を支える方法として自律神経病治療は有効であることが確認できました。

精神薬による薬剤性てんかんの治療例および精神薬からの完全離脱

吉田純久（鍼灸師）

症例　　　　男性　３３歳　会社員

初診　２０１５年７月２３日

主訴　精神薬の服用による薬剤性てんかんおよび薬の副作用による背中から腰にかけての痛み、不定愁訴。

経過　幼少期から不定愁訴が多く、特に腹痛になることが多かったとのこと。感受性が高くストレスを受けやすい性質。本人が大学2年生時に父親が自殺していることから、家庭に大きなストレスがあったことが予想されます。

　本人は体育教師かスポーツトレーナーになるべく2浪で体育大学に進学し、テニスを専攻。このとき、寮の集団生活になじめず、ストレスから体調不良、微熱と倦怠感が続き、病院で"不明熱"と診断されました。そのうち筋肉も落ちてきて、膝と腰の痛みが引かないため、テニスもできない状態となりました。緑内障とうつ病が原因と見られる父親の自殺で、母親も精神的なバランスを崩したこともあって、本人も大学を中退。数多くの病院で診察を受けましたが、どの医師も首をひねるばかりで有効な治療法は見つかりませんでした。

　２２歳のときにメガネ店で働き出しますが、対人関係に悩み慢性疲労状態、２００５年に総合病院に2週間入院。そこで紹介された某大学の心療内科で"慢性疲労症候群"との診断を受け、精神薬による治療がはじまりました。２４歳時に結婚したものの、仕事は休職。使用された薬剤は、パキシル、アナフラニール。

　その後同業他社に転職し、病院も変えましたが、今度は"躁うつ病（双極性障害）"と診断されました。

　２００９年2月、自死を図ろうとしているところを家族に見つかり、某大学病院に入院。精神障害者手帳2級となり、ほかの病院の心療内科へ転院。

　２０１３年１０月、けいれん発作発現。運転免許をとり上げられる。このときに飲

んでいた薬はハルラック（不眠症、麻酔前投薬。副作用にCO_2ナルコーシス、けいれん）、リーマス、リフレックス、ラミクタール、ジプレキサザイディス、ベゲタミンB錠。

けいれん発作出現時より、デパケンR、レキソタン、ソレントミン、リーマス、リフレックス、フルニトラゼパム、セレコックス、モーラステープが加わり、このときに主治医に不信感を抱き、病院を変えましたが、さらにアストミン、アストマトップが追加されました。

　２０１４年１月にまた病院を変えると、薬はリーマス、ハルシオン、レンドルミン、サイレース、ラコール、リーゼ、ガスター、アモバン、デパス、メイラックス、テトラミド、ドグマチール、ロキソニン、ムコスタが追加され、ここでも主治医に不信感を抱き転院。その医師は「病気ではないのではないか」と述べて、「自律神経のバランスが崩れているけれど、それを修正するための術を私は持っていません」といったそうです。

　そして、自律神経を整えられる医療機関をインターネットで探し、当院へ来院。

治療

1回目：２０１５年７月２３日、まず身体的症状（不定愁訴）を改善しながら、薬を抜いていけば必ずよくなる旨を説明、てんかんの脳波も必ず正常になり運転免許をとり戻せると励ましました。当院のテキストを使い心と身体の仕組みを講義。①口呼吸を改善（サイナスリンスを使用）。②身体バランスが崩れていたので、Five Comfort CS ソックスにて改善。③自律神経の働きを説明。元来、素直で頭もよく働き、当院の指導内容をすぐに理解してくれました。「このようなアドバイスをしてくれた医師は今までいなかった」と涙を流して話してくれました。

2回目：２０１５年７月３０日、この時点で薬はゼロになりました。「眠りが浅い、腕や足がしびれる、呼吸の仕方が気になる」などの訴えがありましたが、本人には大丈夫であることを伝え、セルフ治療として磁気針による"爪もみ"を教えました。治療は、全身へのチクチク療法。冷え性の身体が治療直後には熱くなる効果があります。この後1週間から10日に1回というペースで治療を継続。

11回目：２０１５年１１月２８日、テニスが再びできるようになりました。２０１６年２

月26日に脳神経外科の検査でてんかんの脳波が正常になり、運転免許証をとり戻すことができたとの連絡を受けました。

21回目：2016年3月9日、体のバランスがとれるようになったため、テニスが上達し、筋力もついてきました。さらに、CSソックスで体幹が鍛えられるため、逆立ちしてもバランスがとれるようになりました。

26回目：2016年9月29日、サウンドヒーリング（体感音響）による治療。すっかり元気になり、本人はトレーナーを目指してFive Comfortにて中級までの認定を取得。上級まで取得することを予定しています。当院での治療の間、脳神経外科にて2回てんかんの脳波のチェックを受けましたが、正常に戻り、運転免許もとり戻しました。現在自分の目標に向かってがんばっています。治療は続けていますが、非常に良好な状態です。

治療方法　チクチク療法、整膚、磁気針による爪もみセルフ治療、当院講義テキストによる勉強、つむじ療法、サウンドヒーリング、アーシング、カウンセリング、CSソックス、サイナスリンス、口テープ。

HRV（心拍変異度）およびAPG（加速度脈波形）による自律神経分析。非接触型赤外線体温計（血流の測定）。

考察　本症例では、過酷な家庭状況が患者本人に大きな影響を与えたことは間違いありません。心身が弱り、多くの精神薬を使用することで、悪化する流れに入ってしまいました。

実際には、薬だけで治癒する病気はほとんどありません。病気というものはそもそも何なのでしょう。

私たちの身体と心は密接に関係している完全なるシステムです。その中心を担うのが自律神経です。自律神経が乱れると病気が起こると理解し、それに適切に対応すれば、自然と治癒していくのがわかります。

症状を病気と捉えるだけの現代医学では、この考え方に到達できません。「病気＝悪」で「健康＝良い」という単純な話ではないのです。

患者さんは精神薬から離脱し、てんかんは治りました。さまざまな心と体の問題も自律神経を整えれば解決できると学ばれたと思います。最後に幸せな人生を創造できればと考えながら、私は日々の臨床にあたっています。

11 二宮整体を用いたうつ病、パニック障害の治療

高瀬裕司（鍼灸師）

症例1　　女性　58歳　主婦

初診　2015年7月8日

主訴　「生きていても何も楽しいことがない」と訴えるうつ病。

治療　抗不安薬を20年間飲み続けていますが、本人の意思で減薬しています。39歳でパニック障害の既往歴もありました。治療6回目の2015年8月7日にめまいもなくなり、顔つきもよくなり精神的にも著明な改善が認められました。

二宮整体夏季セミナーで大好きな安保先生の講演を聞くことができたことも患者さんの大きな自信になりました。セミナー終了後「1カ月前だったら、セミナーに行くことはできない状態でした。本来自分は知らないところに一人で行くとわくわくする人間です。これからはどこにでも行きたいです。おかげさまで本来の自分をとり戻しつつあります」と話していました。以前と比べると別人のように元気に過ごしています。

症例2　　男性　27歳　会社員

初診　2013年2月9日

主訴　電車に乗ることができない、美容院に行けないなどのパニック障害。

治療　パニック障害の薬、抗不安薬、胃薬を投薬されていましたが、みぞおちが苦しくなり、病院の心療内科に通院したものの改善が見られないため、当院に来院。

脳のMRI、胃カメラは正常。2013年3月2日の3回目の通院時には自分で電車に乗って来院され、「美容院にも行ったがまったく問題はなかった（もともとクロスを首に巻かれることが怖かったが大丈夫になった）」と報告してくれました。治療4回目の同年3月23日も経過良好で、治療を終了しました。

症例3　　　　女性　20歳　大学生

初診　2013年10月16日

主訴　トイレで気を失って倒れる、夜間に叫ぶ、気分が落ち込むなどのパニック障害。

治療　2013年4月大阪から上京し、東京の大学に通っていましたが、半年ほどで大学に通学できなくなり大阪に帰郷。この女性の母親が当院の患者さんであったため、症状や治療の相談を受けました。

病院の心療内科にも通院し、不安神経症、パニック障害、うつ病と診断され、抗うつ剤、抗不安剤、精神安定剤、統合失調症の薬を処方されました。

本人と家族の希望で投薬を続けながら当院で整体の治療を開始。21回目の2014年3月31日で「パニック障害の症状も出なくなり、もう大丈夫です」と告げられました。同年4月から大学にも復学できました。現在は夏と冬の帰省時に来院。以前の通院中にはアトピー性皮膚炎も見られましたが、現在は肌もきれいになってとても元気です。

治療方法

二宮整体

野口晴哉先生の弟子である二宮進先生が野口整体に独自の考え方を加えて創始した整体法です。

二宮整体の調整は、「輸気（ゆき）」という独特の方法による手当てが基本になっています。強く押すことや、骨をバキバキと鳴らすようなことはありません。全身のゆがみや気の流れの悪い部分を見つけて調整し、骨盤を整えます。

骨盤の調整は「左の骨盤を締めて、右の骨盤を上げる」ように行います。左の骨盤＝交感神経（やる気、集中力）、右の骨盤＝副交感神経（眠り、リラックス、免疫力）と考えるとわかりやすいと思います。

骨盤と自律神経は関連があり、密接につながっています。元気な子どもは左の骨盤が締まって右の骨盤が上がっていますが、寝たきりの高齢者は左の骨盤が開いて右の骨盤が下がっています。骨盤が正しく整うことで自律神経も整い、「昼はバリバリ働き、夜はぐっすり眠れる」ような元気な身体になります。

左の骨盤を締めて右の骨盤を上げるとどうして効果があるのでしょうか。人間の身体は、左右シンメトリーではありません。内臓でも心臓は左、肝臓は右、肺も左は2葉で右は3葉です。骨盤の働きも左右で全く違います。そして人間の身体は、左足で内外のバランス（内反外反）をとり、右足を推進力（底屈背屈）にすることが得意な構造になっています。

　例えば、スプリント競技のトラックを回る方向は、短距離走でもアイススケートでも必ず時計と反対回りです。野球の走塁もやはり時計と反対回りです。これは人間がカーブを曲がるときに左足で内外のバランスをとり、右足で蹴って推進するのに合わせて考えられているからです。時計回りに走るとよいタイムが出せないのです。

　したがって、二宮整体では、左の骨盤は開閉の動きをつけるように、右の骨盤は上下の動きをつけるように調整します。

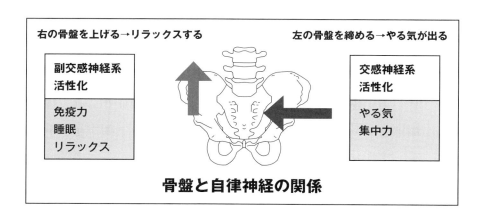

骨盤と自律神経の関係

整体指導（治療）の流れ

1. 左右の骨盤を観察します。
    ①左右ともによいタイプ（左が締まり、右が上がる）　②左が開いたタイプ　③右が下がったタイプ　④左右ともに悪いタイプ（左が開き、右が下がる）
    の4種類のどれに　該当するかを観察。
2. 施術は骨盤の調整からはじめます。
    左開きタイプ：左を締める
    右下がりタイプ：左を締める ＋ 右を上げる
3. 10種類の体質（体癖）に合わせた調整を行います。

4. 症状別の治療点を使って治療します。
   パニック障害：胸椎8番＝交感神経の緊張異常と連動
   めまい、耳鳴り：頸椎6番＝首、肩、腕の疲労と関係
5. 再度観察します（骨盤の変化、反応点の変化、症状の変化を確認）。

交感神経の機能低下タイプ

〇左上前腸骨棘が開いている（仰向けのとき、左上前腸骨棘が床に近く、右上前腸骨棘が天井に近い）。
〇座位の姿勢のときに左肩が下がっている。
〇ぼうっとした元気のない目をしている。
〇右ふくらはぎ（ヒラメ筋）が硬い。
〇寝すぎ、食べすぎ、太っている。
〇うつ病、糖尿病、脳梗塞、心筋梗塞に注意。

副交感神経の機能低下タイプ

〇右上前腸骨棘が下がっている（仰向けのとき、左足より右足が長い）。
〇座位の姿勢のときに右肩が下がっている。
〇緊張した鋭い目をしている。
〇左ふくらはぎ（ヒラメ筋）が硬い。
〇寝られない、食べられない。痩せている。
〇パニック障害、パーキンソン病、リウマチ、がんなど免疫力低下による難病に注意。

二宮整体の骨盤調整の方法

　二宮整体の調整は、すべて輸気を用います。輸気とは、部分に気を集めることです。強い力で押さえる調整ではありません。兵庫県芦屋市の二宮整体講習会にて学ぶことができますが、その一部を紹介します。

左開きタイプ（交感神経の機能低下タイプ）には、左の骨盤を締めて調整

1. 左脛骨内縁の調整

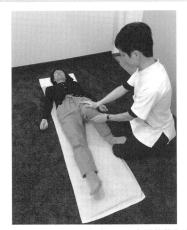

患者を仰向けにして左膝は90度屈曲位とします。まず、施術者の左手の中指、薬指で左の脛骨内縁の上から下までを触っていきます。ボコボコしているところや膨れているところが異常な部分になりますので、そこを中心に施術します。

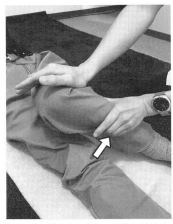

右手で患者の膝を内に倒し、それと拮抗するように左手の中指、薬指に負荷がかかってきますので、施術者は中指と薬指に意識を集中させます。脛骨の上から下までを、異常部分を中心に何回かに分けて行います。

2. 左大腿部前面外側の叩打

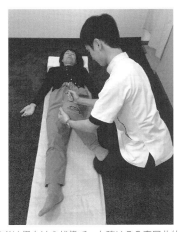

患者は仰向けの状態で、左膝は90度屈曲位とします。施術者は患者の膝に左手を当て、右手で患者の大腿部前面外側をトントンと叩きます。大腿部の下から上に向かって数回行います。

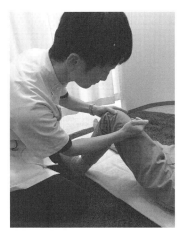

叩くと同時に左手を手前に引き寄せて、右手と左手の力がちょうど拮抗するように行います。叩いているときも右手の当たる面に意識を持っていき、ボテッと腫れぼったい部分があればそこを中心に叩きます。

3. 左大腿部前面外側を締める

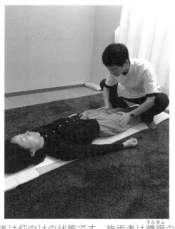
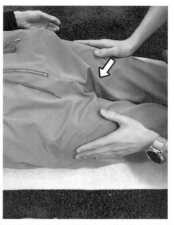

患者は仰向けの状態です。施術者は蹲踞のような姿勢をとり、施術者の踵で患者の下腿部を左右に開かないように優しく固定します。両肘は膝の内側に入れた状態で、両手を患者の大腿部に当てます。

施術者の手のひらで患者の大腿部を内上方に締めます。腕の力は使わずに、施術者の股関節を締めるように行います。大腿部の下から上に何回かに分けて行います。左の骨盤が開いている場合は、患者の左大腿部にボテッと腫れぼったい部分がありますので、そこを中心に調整します。

右下がりタイプ（副交感神経の機能低下タイプ）には、右の骨盤を上げて調整

1. 右足三里

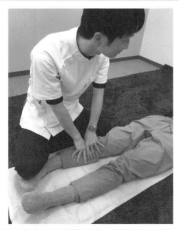
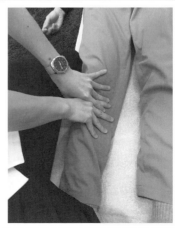

患者は仰向けの状態です。施術者は右膝で患者の右足が外に開いてこないように優しく固定します。指を開いた「パー」の状態をつくって親指で足三里を捉えます。

上半身は動かさずに右膝にかけている負荷を入れたり緩めたりして何回か調整します。足三里のとり方は、ひざのお皿のすぐ下、外側のくぼみに人さし指を置き、指幅四本揃えて小指が当たっているところです。

2. 右外くるぶし

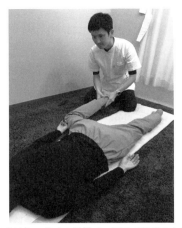
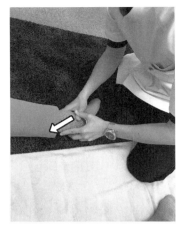

患者はうつ伏せの状態で、両手で患者の右足を持ち、患者の外くるぶしに施術者の両親指を重ねて当てます。施術者の親指の力がかかる方向の先は、患者の左背中（胸椎8番の左側辺り）で、施術者の目線も手もとではなく、患者の左背中を見るようにしましょう。

患者が息を吐くときに、四指を引き寄せるようにして親指に意識を集めます。右の骨盤が下がり、異常が出ている患者の外くるぶしの下はブヨッとして緩い感覚があります。患者は痛みやひびきを感じますので、異常を感じる部分を入念に調整します。

> **うつ病、パニック障害に対する整体のポイント**　うつ病は、やる気と集中力がなくなっている状態で、左の骨盤が開くことで起こります。左の骨盤が開くと交感神経の機能が低下するので、日中の活動力が低下します。要するに、身体がだるくなるので、動きたくなくなります。うつ病の整体は、左の骨盤の開閉運動を行い、骨盤を締めることが重要です。

　パニック障害は、頭や身体の緊張が強い状態です。多くの場合、副交感神経の機能が低下しており、リラックスできずに眠りも浅くなっています。パニック障害の方の骨盤を観察すると右の骨盤が下がっていることが多いので、右の骨盤を上げる調整を行います。また左の背中が硬く、胸椎8番の緊張が強いので、併せて調整します。

> **養生**

養生法について
○日本自律神経病研究会で学んだ養生法は、心の持ち方、食事、運動の三本柱
心の持ち方：心と身体はつながっていますので、健康管理において大変重要です。
　　　　　　頭で考えすぎる方には、呼吸法や瞑想もおすすめしています。

食事：大人は、腹七〜八分目の少食が適量です。食べすぎると左の骨盤が開き交感神経の機能が低下します。骨盤が開くと、「食べすぎ、寝すぎ、身体がだるい、重い、動きたくない、やる気が出ない」というような症状が出てきます。

運動：安保先生も「高体温、高酸素、低血糖ががんを治す」といわれました。運動することは、酸素をとり込み、体温を上昇させます。免疫力アップにとても大切です。

○治療と養生の両方が大切

　養生指導は必ず行います。「治療後しばらくは調子がいいのに、また悪くなります」ということでは、根本的な解決につながっていない証拠です。必ず何かの原因で痛みの発生や病気になっています。「治療者ではなく、患者が治す」という考え方が重要です。

○体調が悪くなる（骨盤がゆがむ）整体的な原因

　食べすぎ、冷え、精神的ストレス、身体の部分疲労（偏った使い方、痛みなど）。

考察　自律神経失調症、うつ病、パニック障害の治療において、二宮整体と自律神経病研究会で学んだ養生法を組み合わせて用いました。その結果、比較的容易に症状を改善することができました。

　「『肩を落とす』っていう言葉は、自律神経の乱れのことだったんだね。とてもおもしろかったよ」

　これは私の発表に対する安保先生の感想です。

　整体は観察にはじまり、観察に終わります。身体の不調のサインは、よく観察すると身体に出ています。整体の奥深さは、「身体が部分の問題ではなく、全体としてつながっている」ことを知ることだと思います。人間の身体は「肩が痛いから肩が悪い。腰が痛いから腰が悪い」というような単純なものではありません。

　ぎっくり腰の患者さんでも足の指や足背（足の甲）を調整すると、痛みもなく前屈みができるようになったり、首が回らない患者さんの手首の調整を行うと、スムーズに首が回るようになったりします。整体は毎日が驚きと発見の連続です。

うつ病の自律神経病治療およびエネルギーから見たうつ病の本質と治療の考え方

永野剛造（医師）

症例　　女性　20歳　主婦

初診　2012年10月19日

主訴　うつ病からくる身体のつらさ、めまい、不眠、イライラ、耳鳴り。

経過　高校在学中から急に太ったことを気にしていましたが、結婚、妊娠してさらに体重が増加したことで、他人の目を意識して外出できなくなりました。

2011年8月に男児を出産し、出産後半年ぐらいしてから気分が落ち込みはじめ、本人が「死んでしまいたいと思った」という典型的な産後うつの症状が出ました。心療内科を受診して、レクサプロ1錠を処方されたものの、強すぎて思うような効果が出ませんでした。

自殺念慮も見られるため、親も心配して実家から上京し、一緒に暮らして本人の様子を見ている状態です。

2012年9月初頭に心療内科を受診。機能性低血糖の診断で糖質制限、ルボックス、睡眠剤を処方され、9月23日に全部飲んだところ体調がおかしくなりました。断薬して落ちついたそうです。

治療　波動療法によるバッチテストでパイン、エネルギーは最低のレベル1でした。初回にパインの波動水を飲ませ、磁気針による刺絡療法を行ったところ、眠れるようになりました。2回の治療ですべての症状がとれて、すっかり回復しました。3回目の2012年10月31日にも波動水を作製して飲ませると、その後「もう大丈夫です」という報告を受けました。11月19日治療終了、翌週には家族で実家に戻り、新たな生活をはじめています。

考察　パインは「自責の念にとらわれる」という内容です。エネルギーレベルは1

で、病人レベルのエネルギー状態でした。

　高校時代からの体重増加と、大学入学後にすぐ妊娠したことがうつの原因であり、「自責の念」というマイナス感情にとらわれたことでエネルギーが回らなくなった状態でした。このようなタイプは刺絡療法により気を流すのが効果的であると考えます。

　検査データは、白血球数 10000／μl、顆粒球 67.7％、リンパ球 25.2％、リンパ球数 2500／μl。

うつの治療

①うつ・欝・鬱という字は草木がこんもり茂っていることの意をあらわし、気分が塞ぐ、憂鬱なことです。したがって病気はすべてうつ状態といえます。つまり「木」が茂り、「気」が通り抜けられない状態であると理解できます。
②治療では枝や葉を落とし、「気」が通るようにすればよいのです。
③薬は「気」の悪い状態をそのままにして、一見正常な状態に戻しますが、薬に頼りすぎると脳の働きが低下するため、本当の病気(気がおかしくなる)になってしまいます。
④治療は刺絡療法が最適ですが、考え方、生き方を修正するように指導することも大切です。

治療方法

波動療法

　波動測定器(アキュプロ)を使って波動を測定します。波動測定といっても理解しにくいので、テントのイメージで説明します。

　まずテントの柱をイメージしてください。この柱を、自律神経、感情、臓器の柱として、それぞれをチェックします。この柱が折れ曲がっていたり、錆び付いていたら問題で、これを正常にします。

　次にテントの布に穴があいていたり、カビが生えていたら使いものにならないため、布をチェックします。布というのはエネルギーそのものです。

　これで修正する条件が揃いますので、それらをきれいにするコードを測定していきます。その結果を水に転写して波動水をつくります。

　つまり「波動療法とは心のテントを洗濯する」ことです。テントがきれいになるということは、エネルギー体の中心である心の洗濯ができたということです。

　心の洗濯でたまっていたマイナス感情を消していく、それが波動療法であるとイ

メージしていただければよいと思います。

エネルギーチェックについて

　波動測定器によって人やもののエネルギーを6段階で測定できます。普通の人はレベル3で、元気な子どもはレベル5です。問題はレベル1～2の半病人レベルの人です。すぐに病気になるとは限りませんが、この状態が続くといずれ身体に故障(病気)が起こります。

　また物質のエネルギー測定としては、レベル2以下のものは人体に悪影響を与える可能性がありますので、長期の使用は避けるように指導しています。

波動バッチ療法

　波動測定器にバッチフラワーのコードがあることから、バッチ療法を行うようになりました。エドワード・バッチ先生が「マイナス感情が病気の原因である」として、花のエネルギーでそのマイナス感情を消去するエキスをつくりました。

　この波動療法によって、マイナス感情が消えて、エネルギーの状態がよくなります。下の表はエネルギーレベル1.83の人に正しいバッチ水を飲ませたときの変化です。平均で4.5にエネルギーが上がることを示しています。

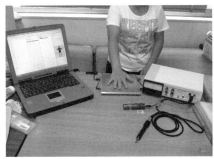

エネルギー測定器:アキュプロ.V

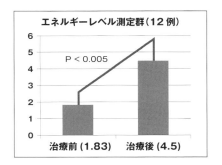

第4章

安保徹先生と私

安保徹先生の思い出

川田信昭（医師）

安保先生との出会い

　安保先生とのおつき合いはかれこれ54年になります。大好きだった会津のお酒をご自宅に送った翌日に訃報の知らせを受け、心の空洞が埋まらない日がしばらく続きました。

　まだまだ教えていただきたいことがたくさんありました。私のクリニックでも安保先生の理論で救われた患者さんが数多くいます。いずれは患者さんたちを先生に会わせてあげたいと思っていた矢先でした。かえすがえすも残念です。

　先生との縁は、青森県立青森高校の第16回卒の同期生がはじまりで、同じクラスになることもなく、話したこともなかったのですが、校内実力テストの第1回目で突然ナンバーワンになった安保徹という名前だけは鮮明に覚えていました。

　この優秀な生徒はどこの中学校出身なのかと話題になり、安保先生が津軽半島の最北端の三厩出身だということがわかりました。青森〜三厩駅間を結ぶJR津軽線の沿線は半農半漁の田舎村です。私も同じ津軽線沿線の出身だったので、「よくこんな田舎の方から都会の学校に入ってトップになってくれたな」と深く尊敬の念を抱きました。

　その後、安保先生は東北大学医学部、私は早稲田大学に進学しました。大学4年のとき、夏休みを終えて青森から上京する際に、同行していた高校時代の友人が「東北大学にいる同期生に会わないか」と提案してきました。そこで仙台駅で降りて、その晩宴会をしました。十数人の青森高校OBの仲間が集まってくれたのですが、そのなかに先生もいました。

　私は、「これが有名な安保徹なのか」と感激してお会いしました。にこにこ笑って、やさしく話を聞いてくれました。ただすごい津軽弁だなと思いました。私もよくからかわれるほどに津軽訛が強かったのですが、その私でもわからないような言葉が時折出てきて驚きました。

　その晩は、安保先生の部屋が一番広いというので、私と友人で先生の下宿先に

泊まることになりました。そこで驚いたのは部屋が本だらけだったことです。壁から天井まで医学書が積まれていました。「医者になる人はこんなに勉強するのかな」とますます尊敬の念を募らせた記憶があります。

その後今から20年ぐらい前に安保先生の自宅に遊びに行ったことがあるのですが、相変わらず本の山でした。文学書、哲学書もいっぱいあり、特に梅原猛と新田次郎が大好きで、両著者の本はすべて揃えてありました。そして新田文学の山の描写のすばらしさと、古代歴史学の定説に挑む梅原歴史学の魅力についてとくとくと話してくれたことが懐かしく思い出されます。

再会と協力関係のはじまり

安保先生は東北大でも有名人でした。なぜかというと、東北大で将棋のナンバーワンになったのです。当時東北大の将棋は国立大で一番強くて、プロになった方も何人かいました。そのなかで将棋クラブに所属しない一般学生で、勉強も忙しい医学生がナンバーワンになったため、東北大では一躍評判になっていたそうです。それぐらい先生は将棋も強かった。

その後私は青森県庁に就職しました。安保先生の噂は、免疫学者で助教授になったとか、アメリカに留学して免疫の大発見をしたことなど、同窓生から常に耳に入ってきておりました。

一旦地方公務員になった私ですが、先生に会ったことが縁になったのかどうかわかりませんが、新潟大学医学部に入学し、産婦人科医となり、医局から福島県喜多方市の病院に派遣されて働いておりました。

そうして20年ぐらいたったころに高校の友人から、「安保先生が新潟大学の教授になった」という知らせが入りました。「すごいな、いつかまたお会いしたいな」と思う間もなく、安保先生から会いたいとの連絡をいただきました。私もかつての一宿一飯の恩義がありましたので、ぜひお越しくださいとご返事したら、高校の同窓生を三人連れて来てくれました。そのときに喜多方の温泉でささやかな教授就任祝いをしました。

安保先生からの依頼は、「白血球とリンパ球の関係から妊婦さんの免疫を研究しているので協力してほしい」ということでした。妊婦さんの白血球はとても変化するのです。安保先生を尊敬していた私に断る理由はありません。

協力関係がはじまって1カ月ぐらい後に、今度は福田稔先生と二人で来て、「患者さんのなかで、治せなくて悩んでいる人のデータを見せてほしい」ということでし

た。それで一応データを全部見せることにしました。

　そうすると「それは交感神経、副交感神経、リンパ球と顆粒球ですべて解決できる。治らないのはお前の治療が悪いからだ」とまくしたてられるように言われました。

　なぜお二人がこのようなことをしたかというと、私を研究グループに加えるためには、カルチャーショックを与えることが必要だと考えていたからでした。しかしそのときの私はそれを知らなかったものですから、頭がパニック状態でした。

両先生の言葉は天の声

　福田先生は不妊症にも興味を持っていました。そこで6回体外受精しても妊娠できない人を紹介したところ、先生が突然注射針を取り出して、その人の頭にバンバン打ちはじめました。同様に手にも打って、「よしこれで妊娠できる」といったときには本当に驚き、この先生は正気なのかとさえ思いました。

　それから私に「明日からこれで1週間に2回ぐらい同じことをやってあげなさい」と言われたのです。

　そうしたら3カ月後に、その人が7回目の体外受精で見事妊娠したのです。今でも福田先生の誇らしげな様子は忘れることはできません。私は敗軍の将みたいな気分でした。

　さらに「あなたは漢方薬だけをやっているけれど、東洋医学というのは針もやらないとダメだから、針もちょっとやってみなさい。特にアトピー性皮膚炎の人にはよく効くから」と指導されました。

　私は産婦人科医ですが、漢方薬の治療もしていたので、アトピー性皮膚炎の患者さんも何人か通院していました。そこで針も使用することにしました。

　週2回、午後の外来の間にやりはじめましたら、どこで噂を聞きつけたのか、アトピー性皮膚炎の患者さんがあっという間に増えてしまいました。婦人科も忙しいし、24時間勤務を一人でやっていますから、このままでは自分の体がもたなくなると思い、「もう体力的に無理です」と先生に訴えました。

　すると「人が病気で困って、治療を求めてきているのに、ちょっとした理由で治療をやめるというのか、お前には血も涙もないのか」と両先生にひどく怒られました。でもそのときは怒られているというよりも、「これは天の声だ」と思いました。そのときのことは今でも鮮明に覚えています。

　今でもアトピー性皮膚炎の患者さんに精一杯の治療をすることが両先生に対する何よりの供養になるのではないかと信じています。

安保先生も驚いた運動による数値変化

　故斉藤章先生は最初に顆粒球、リンパ球の理論を考えた人です。それを安保先生が継いで発展させたわけですが、実はその斉藤先生と福田先生のデータでほとんどリンパ球と顆粒球の理論はできあがっていたのです。私のデータは第三者の資料として確認用で使っていただけで、やったこと自体はたいしたことではなかったのです。それを知ったときは少しがっかりしました。

　しかし、ただ一つだけ両先生の度肝を抜くようなことができました。それは私の勤めた病院に軟式野球のノンプロチームがあったのですが、その野球チームの選手、監督、マネージャーの試合前後の白血球、顆粒球、リンパ球の変化を調べたことでした。

　そのときのデータ結果では、3時間の間に一回運動が入っただけで数値に劇的な変化を示していたのです。しかしそのなかでただ一人、まったく変化しないどころか、逆の数値をあらわした人がいたのです。白血球、顆粒球が増えないで、リンパ球だけが増えたのです。名前を確認して調べていなかったのですが、考えられるのは監督です。野球の監督はピンチになると胃が痛んでくる。負け続けると解任されてしまいます。結局、その試合も負けたことで、監督に強い副交感神経性のストレスがあったのではないかと思われます。

　両先生とも運動でこれほど白血球、顆粒球、リンパ球の数値が動くとは思っていなかったようです。数値が2、3割動いたのです。福田先生は後から「こんなのは最初から予想できていたことだよ」とうそぶいていましたが、そのときの先生の狼狽ぶりには、してやったりと思いました。

印象的な安保先生の言葉

　福田先生は常識では考えつかないことを平気でやられて、そのときは驚くし、腹が立つこともあるのですが、後から思い出すとおかしくて笑いが止まらないようなことの連続で、楽しい時間を一緒に過ごさせていただきました。

　安保先生によく教えていただいたことは、「木を見て森を見ずでは、まともな研究はできない」ということです。「常に全体を見ながらやっていかないと、とんでもない路地に入りこんでしまって、どうしようもなくなる。だから常に全体を見る眼を持っていないとダメなのだ」とおっしゃっていました。

　それから「うそをやったらダメだ」ということ、「うそをやると必ず行き詰ってしま

て、研究が続かなくなるから、これは鉄則だ」ということを私に教えてくれました。

　私も「顆粒球、リンパ球の研究で、私たちはどこまでわかるのでしょうか」と聞いてみたことがあるのですが、「それは一生かかって半分ぐらいわかれば御の字でしょう。それぐらいこの研究は難しいです。簡単そうに見えるけれど、実際には難しくて、研究しても半分わかるかわからないか、多分、半分もわからないのではないか」と先生はくりかえしおっしゃっていました。

東洋医学の効果を西洋医学的検査で確認する

　結局、なぜ私がこのような研究のお手伝いをしたかというと、まず安保先生を尊敬していたことと、それから福田先生に負けたような気がしたこと。ほかにもう一つの理由がありました。私は東洋医学主体の産婦人科医なのです。手術的な処置以外はほとんど漢方薬を使って治療していました。特に女性には漢方薬が非常によく効きます。それで東洋医学の効果を何とかして西洋医学的な検査であらわす方法はないかと常に思っていたわけです。

　そこに先生たちのリンパ球、顆粒球の理論が加わったのです。東洋医学は、世のなかのすべての事象に陰性と陽性があるという陰陽五行論で成り立っている医学です。それを考えたときに、白血球、顆粒球、リンパ球は陰陽の理論を使ってあらわせるのではないかと思いました。

　顆粒球が陽で、リンパ球が陰です。そういう角度から見れば何かをつかめるのではないかという気持ちがありました。

　西洋医学は局所医療です。局所の悪いところを治そうとします。東洋医学は全身から治していこうという医療、全体医療、ホリスティックメディスンです。そして全体医療にとっては、この顆粒球、リンパ球というものは捨てがたい価値があるのではないかという実感を持ちました。

　それまでは一旦病名がつくと、その病名に振り回されて、東洋医学は手出しができなくなっていました。ところが安保先生のリンパ球、顆粒球の理論を見ていると、「顆粒球、リンパ球のバランスがしっかりしていれば何も恐れることはない。副作用に注意し、じっくり治療していけばよい」という感じで治療に自信が出てくるのです。

　理想の医学は東洋医学と西洋医学を融合したものだと思います。これまで両方やってきた私の率直な実感です。そして東洋医学と西洋医学を融合させたり、また「ここは西洋医学の分野です」「こちらは東洋医学の分野です」と、しっかりと得意分野をわけてくれる貴重な役割を果たしてくれるのが、この顆粒球、リンパ球の

理論ではないかという印象を持っています。

　安保先生はこれからの医学には絶対必要な人だと思っていましたが、残念ながら亡くなってしまいました。今後は、永野理事長はじめ日本自律神経病研究会のみなさまがしっかりその志を受け継いでくれるものと信じています。

2017年9月16日日本自律神経病研究会での講演を基に編集・再構成

安保先生に教えられた
塩分の大切さとアレルギーの本質

内野孝明（鍼灸師）

減塩ブームのなかで

　テレビの健康番組では、連日のように医者や学者が登場して「減塩しましょう」の大合唱が続いています。一方、天気予報番組では熱中症患者の増加に伴って「塩も適度にとりましょう」とアナウンスしています。適度といっても何を基準にすればよいのかわかりません。

　安保徹先生は一貫して塩の大切さを語ってきました。先生は免疫学者としてストレスが自律神経に与える影響を総論として第一に考えてきました。食べものによる影響は各論になります。

　安保語録を思い出しながら、塩分の問題について考えていきたいと思います。

　先生は「肉体労働者で汗を多量にかく人は、1日に塩分を20～30gはとらなくてはならない」とまで発言されています。

　よい汗をつくるためにも塩分と水分が必要で、発汗によって体温を下げることもできます。エネルギーを生み出すミトコンドリアは、体温が極度の高熱になると限界を超えて壊れてしまうのです。

　健康のために塩分控えめが叫ばれていますが、塩気をとってこそ元気に過ごすことができるのです。特に高齢者が塩分を控えすぎるのは問題で、漬物、味噌汁、梅干しの減塩については、間違った指導を受けて勘違いをしている人も多いようです。

　食事のときに味が薄いと感じる場合は、体に塩分が足りていないことを自覚しましょう。塩分をとりすぎたときは、喉が渇くので自然と水分をとるようになります。

　アレルギー性疾患は副交感神経優位で起こります。大人はストレスが原因で食べすぎると副交感神経優位（リンパ球増加）になり、ある日突然アレルギーが起こることになります。そのリンパ球の働きを抑えるためにも塩気が必要です。子どもは甘いものをやめ、ある程度塩気のある味噌汁、漬物を食べることが大切です。

　ストレスは自律神経を揺らす作用がありますが、アレルギーはその揺れによって

起こるのです。

過剰な減塩は危険

　安保先生は亡くなる前の講演で、「腎臓の悪い方は減塩が必要ですが、それ以外の方が減塩をしすぎると、介護を必要とするような生き方になってしまいます」と塩の大切さを語りました。

　高血圧とコレステロールの基準値を下げることで、薬を使う方が増え、日本の医療費が高騰していることを安保先生は危惧していましたが、高血圧対策イコール減塩というさらに悪い流れができてしまいました。

　現在日本では、栄養学上で塩の摂取量は1日10ｇ以下、理想は6ｇといわれています。特に日本高血圧学会では、塩の摂取が高血圧の原因であるとして塩を目の敵にし、さらに毎月17日を減塩の日として制定しました。

　家族に高血圧の方（特に料理をつくる母親が高血圧の場合）がいる家庭では、血圧が高くないほかの家族まで減塩料理を一緒に食べることになるため、家族全員が活力を失い元気をなくしてしまいます。

　平成22年、日本脂質栄養学会はコレステロール基準値を見直し、コレステロール値が高い方が長生きであると発表しました。平成24年、日本人間ドック協会は高血圧の基準値を見直し140ｍｍHg以上としました。こうした基準値が低すぎる現状を安保先生は嘆いていました。

　日本高血圧学会は昭和50年代には上限値180ｍｍHg、平成に入り上限値160ｍｍHgと変更しています。肉体労働が少なくなり機械労働に代わったことで血圧の上限が下がったことが理由とされています。

　降圧剤を飲んでいる方はまず薬をやめてみましょう。「過剰な薬をやめれば病気が治る」これが安保先生の教えてくれた本当に健康になる方法なのです。

化学塩と自然塩は別もの

　ここで塩の種類、化学塩と自然塩の違いを解説しておきます。

　化学塩または精製塩は、イオン交換膜法により製造されたもので、イオン交換膜（工業用）を通して化学的につくられた塩ですが、世界中で日本だけが食用として使用しています。化学塩はそもそも工業用で、ビニール、革製品などの工業製品に使われます。成分は塩化ナトリウム99.9％でミネラルがなく、本来は食品ではなく薬品（化学物質）ですが、日本では食卓塩として利用されています。

かつて塩は海水からつくられていました。海水にはナトリウム以外にマグネシウム、カルシウム、カリウム、亜鉛、ヨード、マンガンなどたくさんの微量元素（ミネラル）が含まれていて、体内で重要な働きをするものばかりです。なかでも亜鉛は重要なミネラルです。亜鉛不足は味覚障害を起こし、塩の持つかくし味や下味をわからなくさせてしまいます。

　チェーンストアなどで売られている多くの食料品にも、化学塩と化学調味料が使用されています。ミネラルのある塩の補給が断たれたこともあって、日本人の味覚は壊され、心身を病む人が増える原因の一つになっています。肉体だけでなく、精神疾患やいじめ問題の増加現象もパワーのある塩をとらないことが影響していると思います。

　亜鉛の効能には、インスリン合成を活性化、血中コレステロール量の調節、動脈硬化や心筋梗塞の予防、糖尿病予防などがあります。

　亜鉛不足は精子の減少、赤血球減少、血清タンパク質の減少、尿酸の増加、睾丸の萎縮、体毛の減少、味覚異常などに影響します。

　高血圧症の患者さんに1日5ｇの減塩食を実施して、2週間続けても血圧が下がらなければ、その人は食塩過食性高血圧ではないということになります。また1日20ｇの食塩摂取を2週間続けて血圧が上がらない場合も食塩過食性高血圧の疑いはなくなります。

　また食事や減塩の指導とは別に、手の親指と人差し指の間にある合谷というツボを1日2回、5分ほど強く押すことで血圧が下がったり、ふくらはぎをもむだけでも血圧が下がるデータもあります。

戦後の塩の歴史

　正確な塩の歴史を知り、それを語り継がなければなりません。昭和46年閣議決定、昭和47年から塩の専売制度がはじまり、周囲が海で囲まれている日本列島の塩田を廃止させて、塩化ナトリウム99、9％の化学塩の製造販売がはじまりました。

　専売制度は30年以上も続き、日本人の体はミネラルのない化学塩の摂取で弱体化させられてしまいました。化学塩に反対して自然塩存続運動が起き、約5万人の署名によって「伯方の塩」「赤穂の天塩」の製造販売は存続となりましたが、日本の海水からつくることは制限され、外国の原塩を輸入して使うこととなりました。

　食塩（食卓塩）、精製塩の摂取が大量の病人の発生、特に糖尿病患者発生の

大きな原因となったため、塩分のとりすぎに注意しろということになったのです。

　正しくは塩化ナトリウムのとりすぎに注意すべきというところが、いつの間にか塩そのものが健康の敵になり、諸病の根源は塩のとりすぎとされ、塩には無実の罪が着せられてしまいました。

　塩の働きは脳の活性化にも大切で、塩の不足により脳の働きが鈍ってしまいます。塩は命の泉なのに、３０年もの間、「塩をとりすぎてはいけない、減らせ、減らせ」という情報が広く行きわたった結果、認知症患者の増加というツケになりました。

　命の源は海にあり、水と自然な海塩が大切なのです。口から塩を入れる、水は尿素を溶かして体外に捨てるとき、余分な塩も一緒に外に出すので、塩のとりすぎによる高血圧の心配はないのです。海そのものに近い塩であれば、人間は免疫力を回復して元気になります。

　またよい塩をとっても、足を使わないと体のなかを流れないので、歩くこともとても重要です。よく歩き、汗をしっかり出して、良質な海の塩を摂取していれば元気に過ごせます。

　平成９年、塩の専売制の廃止が決定され、５年間の自由化移行期間を経て、平成１４年、塩の輸入自由化と民間製造が承認されました。同時に塩に対する表示を明確にしなければならなくなりました。

　１．自然塩、天然塩などの表示は使用してはいけない。
　２．ミネラル豊富（ミネラルの効用、優位性）などの表示は使用してはいけない。
　３．産地表示、製法を明記（塩の工程）。

　成分表示にイオン膜とあれば化学塩であることを知らなければいけません。紛らわしいものに再加工塩があり、これは化学塩ににがりを加えたものや岩塩を海水で煮詰めてミネラルを加えたものです。

　近年日本全国で町興しのための塩の生産が盛んになっています。ぬちまーす（沖縄県産）という塩はギネス記録となったミネラル含有量を誇ります。

　自然塩はミネラルがたっぷり含まれ、人体にとって生命力の源となります。自然な海塩は地球上で最も陽性のエネルギーを含んでいて、体を温める作用があります。逆に陰性のエネルギーで体を冷やす作用があるものは白砂糖です。

発汗により失われる塩分

　発汗によって失われる塩分の量としては、ちょっと汗ばむ程度なら2ｇ、かなり激しい発汗では5ｇ(毎時)程度、猛烈な労働やスポーツに伴う発汗では7ｇ(毎時)ぐらいです。

　汗をかいたら水分、塩分、とビタミンＣの補給が必要です。塩の補給ではナトリウムとカリウムのバランス維持が重要です。高温多湿で汗をたっぷりかいたときに、減塩することは体力の低下につながります。

　高血圧の予防治療はカリウムを積極的に摂取してナトリウムを排泄させることです。玄米は、そのなかに含まれるカリウムがナトリウムの5倍で、陰性と陽性の食物の中間にあるため、理想的な主食です。玄米ご飯に胡麻塩をかける食文化は日本人にとって最も大切なものです。

　減塩という言葉に振り回されることなく、塩を見直し、汗をかいたときには失った塩分を補給するという習慣を持ちましょう。

子宮は体内の海

　女性が妊娠したとき、子宮のなかに羊水という海が誕生し、そこで胎児を育てます。羊水の塩分比率は0、9％で古代の海と同じなのです。受精―受胎―懐妊―出産のすべてがそこで行われます。

　母親となる女性は塩の質に十分な注意が必要です。胎児は受精卵から出産までの280～310日間、母親の胎内羊水のなかで過ごします。卵子の成熟には体温を上昇させることも必要になりますが、ミネラルの多い塩は陽性なので体温を上昇させてくれます。

　卵巣を温かさで守っても、多忙で交感神経が緊張状態では妊娠できません。流産や死産も体のミネラル不足が影響します。また葉酸不足も流産に関係します。

　胎児、幼児の不育症の原因の一つに塩が大きくかかわっています。塩の味がわからないと添加物などに対しての危機感もなくなります。添加物のなかでも防腐剤の安息香酸ナトリウムとタール系色素は、子どもの注意欠陥、多動性障害に影響があるといわれています。

　子宮のなかが海水と同じ成分であれば問題ありませんが、髪染め薬品、界面活性剤入りのシャンプー、リンス、ボディソープが体に染み込むと、羊水が汚れてしまうだけではなく、卵子の老化現象の一因にもなってしまいます。

男性が原因となる不妊症

　不妊の原因は男性にもあります。不妊症の５０〜６０％は男性側に原因があると安保先生は語っていました。下着はナイロンや化学繊維をやめて自然素材のものを使用して蒸れを防ぎ、股間を冷やすことが大切です。精子の分裂は３２℃で活発となるのです。お風呂や温泉が大好きな男性は温まってばかりではいけません。股間の温冷浴を実行しましょう。

　精子の減少は野菜不足も一因です。植物性タンパク質を構成するアミノ酸中には精液タンパク質の８０％を占めるアルギニンが多く含まれ、菜食者と肉食者との差は３倍にもなります。また野菜には亜鉛や愛情ホルモンのマンガンも多く含まれています。

　化学塩では精子をつくるのに必要なミネラルの亜鉛がなく、ミネラルの多い自然な塩を摂取することが基本となります。また亜鉛不足は味覚障害を起こし、ジャンクフード依存が強まります。良質な塩をとることで味覚を敏感にして、精子の活動を高めるようにしましょう。

塩の本質を知る

　カリウムとナトリウムは体内で電気信号を起こして細胞を伸縮させ、血液を循環させています。心臓の伸縮運動にも関係しています。

　体内でのカリウムとナトリウムのバランスは１対１です。ナトリウムをとりすぎたときは腎臓で過剰なナトリウムを体外に排出する機能があります。しかしカリウムが一緒でないと腎臓はナトリウムを排出することができません。塩分のとりすぎだけが問題視され、カリウムの不足は見落とされています。

　またカリウムはナトリウムとともに浸透圧を維持する働きがあり、ナトリウムによる血圧上昇を抑制します。塩分過剰でカリウムが不足すれば、排出できないナトリウムが体内で増えて高血圧や心筋梗塞の原因となるといわれています。厚生労働省は平成１７年にカリウムの成人必要量１日当たり２０００㎎を３５００㎎の基準値へ大幅な改定をしました。

　カリウムの多い食品は海藻、魚介類、豆類で、和食にはたくさん含まれています。

　腎機能の低下により腎障害となれば、カリウム、ナトリウムの排泄が困難となり減塩が必要となります。腎機能の低下は良質な水分摂取の不足と、足の故障、足の静脈の血流障害が大きく関係します。

足をよく使っている人と使わない人、そして汗のかきかたで塩分の摂取量には違いがあることを知っておいてください。入浴時にふくらはぎをもんでみましょう。よく足を使った日は柔らかくて血流がよくなっていますが、足を使わなかった日は固くて血流が悪くなっています。水分摂取と歩くことは糖尿病予防、認知症予防には欠かせません。

食物繊維の働きと塩分

　食物繊維は食べたものが腸管を通過するときの時間を短縮させて、発がん性物質の生成を抑制します。コレステロールや塩分などを吸着させ体外に排出してくれます。

　したがって減塩をしなくても野菜をたくさん摂取すれば、食物繊維と野菜のカリウムによって過剰なナトリウムを体外に排出できます。つまり発酵食品と野菜（食物繊維）をたくさん食べていれば塩分をそれほど心配する必要はないのです。

　「身体から食塩が5g抜けたら、肝臓でブドウ糖をつくる力が3分の2に落ちる。そうすると血糖値が下がってバテてくる。そこで甘いものが欲しくなる。あるいはアルコールが欲しくなる。こうした結果、血糖値や中性脂肪値が高くなって寿命を縮めてしまう。甘いものやアルコールがやめられない背景には塩分不足がある」とおっしゃったのは安保先生も尊敬していた断食・少食の指導者で医学博士の甲田光男先生です。

　塩化ナトリウムの減塩運動は大歓迎ですが、塩の本質を理解していない減塩運動はやめていただきたいと思います。

自律神経病としての花粉症

　今や日本の国民病と呼ばれている花粉症についても、自律神経病の視点から考えてみましょう。

　花粉症はなぜ春先に起きるのでしょうか。寒い冬は交感神経優位（緊張状態）で過ごしていますが、春先から気温が上昇してくると副交感神経優位（リラックス状態）となり、免疫が亢進（興奮）してリンパ球が過剰となります。花粉症はリンパ球が45％を超えた時点で一気に症状が出ます。

　花粉症によって出る鼻水（水様性）はリンパ球の反応です。花粉症の薬を使っていると、黄色い粘り気のある鼻汁が出てきますが、薬の効き目が切れたときには同様の鼻水に戻ります。また薬を使用して一時的に症状を抑えても、効果がなくなっ

たときにはさらに症状がひどくなってしまいます。

花粉症患者はリンパ球が多い体質ですから、顆粒球が多いがん体質とはタイプが異なりますが、何年も薬を使っているとがん体質に変わる場合もあります。若い女性ではリンパ球が少ないと不妊症になりやすいので、子どもが欲しい方は薬物療法を避けたほうがよいでしょう。

子どもはリンパ球が多く、大人になると年々減少していき、リンパ球が少ない高齢者では花粉症の発症は少なくなっていきます。高齢者でも目がかゆい、くしゃみ、鼻水が止まらないという方が増加していますが、これは甘いものなどの食事が原因です。

食べものとアレルギー疾患

最近では飽食（特に甘いものの食べすぎ）と運動不足によって、副交感神経優位の体質から発症するアレルギー疾患が増えています。

花粉症が発症するまでの食生活を振り返ってみると、１２月の忘年会やクリスマスのケーキ、１月はお正月のおせち料理で砂糖漬けになり、お餅で満腹。新年会で飲むアルコールもほとんどが糖質です。２月は節分祭と恵方巻（すし飯は砂糖を使用）、バレンタインデー。３月の雛祭にはケーキや和菓子、ホワイトデーでまたチョコレートと、甘い食べもののオンパレードです。食べすぎても飲みすぎても体を冷やす結果になります。

熱帯地方原産のコーヒーを飲む日本人も増えましたが、コーヒーにはカフェインによる中毒性があり、大量摂取による弊害も指摘されています。スイーツと合わせる飲みものもほとんどがコーヒーです。熱帯地方で栽培される食物は体を冷やす性質を持っています。コーヒーだけでなくチョコレートの主原料となるカカオ豆や砂糖、バナナなども同様です。

漢方的な見方をすると、一つ前の季節における生活習慣のツケが、次の季節に症状となってあらわれることになります。

アレルギーの原因

アレルギー疾患というと、原因となる物質のアレルゲンを探すことや、それを食べものから除去することに熱心になります。アトピー性皮膚炎や喘息ではダニやホコリ、食品などを検査して犯人探しをします。花粉症では杉やヒノキ、ブタクサなどの花粉が犯人です。

しかしくりかえしになりますが、花粉症は副交感神経優位によって花粉に過敏になり、免疫亢進（興奮）となった状態です。したがって副交感神経の興奮、リンパ球の過剰を沈静させなければ花粉症はよくなりません。副交感神経を優位にする生活習慣、つまり生き方を改善することが必要なのです。
　そのためには、まず甘いものをやめましょう。甘いものを口に入れると副交感神経が優位となります。
　甘いものというと、お菓子や果物などがすぐに頭に浮かぶと思います。しかし一見甘いものだと思わない食品にこそ注意しなくてはいけません。
　米に代わり主食の座を奪ったパンには砂糖がたっぷり使われています。特に柔らかいパンほど糖類が多く、大工場でつくられたパンには人工的な糖類も使われています。知らないうちに精製された糖分が体内に入ってしまうのです。
　米中心の和食のほうが体によいといわれますが、すし飯、すき焼き、野菜の煮物、酢の物などには砂糖が使われています。すき焼きや焼肉のたれには人工糖類入りのものがあるのです。

アレルギーを悪化させる食品

　油脂食品や植物油、肉類、酸化した食品などはアレルギー症状を悪化させますし、乳製品、卵、菓子類、白砂糖、人工糖類（果糖ブドウ糖液糖）、乳化剤、輸入小麦粉製品などのアレルギー発症原因になる食品は避けましょう。
　牛乳、ヨーグルトなどの乳製品も本来日本人の体質には合いませんし、特にアイスクリームは甘くて冷たいので、食べすぎないように注意してください。
　チョコレートや洋菓子に使われている乳化剤は水と油を混ぜるものです。食品加工がしやすくなり防腐剤の役割も果たすため、ドレッシングや豆乳、マーガリン、缶コーヒーなどにも使われています。コーヒーフレッシュは乳化剤そのものです。乳化剤には大豆由来のものもありますが、遺伝子組み換え大豆かどうかの表記はありませんので安心はできません。
　また乳化剤は別名を界面活性剤とも呼ばれますが、それは合成洗剤や練り歯磨きに使用されているものと同じで、腸粘膜や皮膚粘膜を傷つけます。またアトピー性皮膚炎の大きな原因にもなっています。
　さらに調理器具についても考えてみましょう。電子レンジ、電磁調理器などの電気による熱は陰性（体を冷やす性質）で、薪や炭火、ガスや石油による熱は陽性（体を温める性質）です。同じ熱でも質が異なります。

現代人は電子レンジで調理したものを家庭や外食で多く食しています。電子レンジで何度も調理した食品は酸化が早く、食品そのものがエネルギーを失ってしまいます。調理器具も電化製品ではなくできるだけガス製品を使用してください。

アレルギーと治癒反応

アレルギーのほとんどは正常な身体の生体反応（排泄、排除）で病気ではありません。生活を見直し体質改善をすることで不快な症状は治まります。

花粉症を発症するとたくさんの鼻水が出ます。本来このような反応は抗原（花粉など）を体外に出すための治癒反応です。鼻水はかみ続ければよいだけのことですが、あまりに回数が多ければ生活に支障が出てしまいます。

アレルギーで注意しなければならないことは、甘いものを過剰に摂取していないか、運動不足で肥満傾向になっていないかということです。

冬は高気圧、春は低気圧で空気が薄くなります。春先のだるさ、眠気は気圧が原因です。暖かくなってくると心はウキウキしてきて、体調が慣れてくる5月頃には、花粉の飛散量も減って花粉症シーズンが終了します。

しかし春から夏に向かう時期に、甘いものをたくさん食べている人は、通年性の鼻アレルギーになりますので注意してください。

アレルギーの改善は生活の見直しから

心身の適度な緊張がアレルギー症状を抑えてくれます。多忙でストレスが多く、運動不足の方は体を鍛えることが大切です。

しかし花粉が飛び交うなかで、急に体を鍛えようと行動すると、アレルギーが悪化する場合もありますので、来年の花粉症がはじまる時期を目標にして、今から鍛えておくというくらいの気持ちで努力すればいいでしょう。

ご飯と味噌汁に、新鮮な野菜、海藻、魚介類（近海物）を副菜として、できるだけ肉料理や油の多い食事はやめましょう。砂糖や化学調味料、添加物の入った食品を避け、自然な塩、発酵食品の味噌、醤油を使ってください。

今から35年前突然花粉症を発症した私は、鍼灸のツボ刺激をくりかえしてみましたが改善できず約10年間苦しみました。安保先生の言葉に出合ったことで、自分の生活が間違っていることに気がつきました。

生活改善のためにまず食事を見直しました。特にビール（炭酸飲料）を冬から春にかけては飲まないようにしています。入浴法は温冷浴に変え、身体を鍛えて、体

を冷やさないような生活習慣に切り替えました。生き方を変えたことで、現在は花粉症の症状もかなりよくなりました。

第5章

自律神経病理論から見た
がんの三大療法

がんの発症理論と化学療法、放射線治療が自律神経に及ぼす影響

永野剛造（日本自律神経病研究会理事長）

● がんの発症理論

　がんは、大気汚染物質や放射線、食品、たばこ、カビなどに含まれる発がん性物質によって、遺伝子の変異が起こり、発症するとされています。

　日本自律神経病研究会には、がんの治療に対する長年の実績があり、会員による治療例も紹介してきました。その結果、「**がんの発症はストレスによる低体温、低酸素、高血糖状態の持続が原因である**」という当研究会独自の理論を加えることによって、がん治療に役立てています。このがんの原因に対する新しい考え方を理解するための基本的な知識を解説します。

1）細胞のエネルギー産生の仕組み

　細胞のなかにあるミトコンドリアは、血液中の酸素とブドウ糖、そのほかの物質からATP（アデノシン三リン酸）というエネルギーのもとをつくります。このエネルギー産生の仕組みを「ミトコンドリア系」と呼びます。ミトコンドリアは酸素を十分にとり込んで完全燃焼することで、36単位のATPをつくり出します。

　また細胞には酸素を使わないでエネルギーを産生する「解糖系」と呼ばれる仕組みがあります。解糖系は効率が悪く、2単位のATPしかつくり出すことができませんが、身体が緊急事態になった場合、この仕組みによって急場をしのぐのです。例えば100mを全速力で走るようなときには、筋肉は解糖系だけで活動して、ほとんど酸素を使いません。そのかわり不完全燃焼のような状態となるので、すぐに乳酸が溜まってしまいます。

　また緊急時だけではなく、細胞分裂を必要としている組織では解糖系がエネルギー産生の中心になります。

　解糖系の反応は、細胞質において低体温、低酸素の状態で行われます。このタイプの組織には白筋、精子、上皮細胞、皮膚、毛髪などがあります。

　ミトコンドリア系では高体温、高酸素の状態で完全燃焼してATPをつくり出し

表1 解糖系とミトコンドリア系の違い

	解糖系	ミトコンドリア系
部位	細胞質	ミトコンドリア
酸素	−	＋
糖（glucose）	++	＋
体温	低体温（32-33℃）	高体温（＞37℃）
特徴	瞬発力と分裂に使われる	持続力に使われる
生成の速さ	× 100	× 1
ATP/1 グルコース	2分子	36分子（効率が良い）
利用する細胞	白筋 精子 再生上皮細胞 骨髄細胞 がん細胞	赤筋 心筋 ニューロン 卵子 一般の細胞

※ Biomed Res. 2009 Feb; 30(1):69-70 より引用改変

ます。このタイプには赤筋、心筋、神経細胞、卵子などがあります。

　生命発生以来の経過のなかででき上がってきたこの二つの仕組みを、人間は必要に応じてうまく使い分けてきたのです（表1参照）。

　体の組織によってエネルギー産生の方法が違うというこの仕組みは、陰と陽を使いわける自然の摂理と同じように考えることができます。

　さらに大事なことは、その調節を自律神経が行っているため、本書でも再三述べているように、自律神経のバランスが崩れてしまうと、体調も悪化することになります。

2）代謝の問題

　細胞内の酵素などを働かせるために必要となるエネルギーは、細胞単位でつくられます。

　酵素は触媒作用を持つタンパク質のことで、生体内で行われるほとんどの化学反応は酵素によって行われます。細胞内では酵素の働きで無数の物質がつくられています。

　24時間休みなく続く酵素反応が最も順調に行われる温度は37℃です。この最適温度のときに最も活発に酵素が働いて物質がつくられるのです。しかし酵素を働かせるエネルギーが不足すると、代謝の効率が落ち、化学反応も鈍くなって細胞の活力も低下します。その結果、身体全体の活動も停滞し、体温が下がって

しまいます。

　体温低下によって酵素の活動（反応）も悪くなり、ミトコンドリア系のエネルギー産生の効率も悪化します。そうなると低体温とエネルギー産生の低下をくりかえす悪循環に入ってしまいます。

　またミトコンドリアの働きが悪くなると、エネルギー産生に使用されるブドウ糖が余って血糖値が上昇するため、糖尿病になる可能性も高くなります。

　このような条件の下では、解糖系の反応が優勢になっていきます。その結果、一部の細胞に異常が起こり、がん化したとき、周囲にはブドウ糖というエサがいくらでもあるという環境となり、がん細胞がますます増殖することになります。

　「がん細胞は解糖系で生きている」という事実を説明しましたが、最近注目されている断糖療法もこれを根拠としています。がん細胞がブドウ糖をエサにするという性質を利用したがん検査法がＰＥＴ検査なのです。

3）組織の酸素の運搬について

　酸素分圧の正常値は動脈血では１００mmHg、静脈血は４０mmHgといわれています。実際の組織の酸素分圧は、毛細血管内での循環動態の変化によっても起こるため、常にダイナミックに変化しています。

　毛細血管を観察すると普通の状態でも血液が流れたり、止まったりしています。基本的には活動しているときに流れていて、休息しているときにはほとんど止まっています。

　一般的に連銭形成は血流停滞のあらわれで、血液がドロドロになる原因として嫌われていますが、これも自律神経が必要に応じて調節しています。したがって自律神経がアンバランスになると、身体には大混乱が生じることになります。

　同じような調節はステロイドホルモンも行います。ステロイドは抗ストレスホルモンともいわれ、ストレス状態を乗り越えるために必須のホルモンです。ストレスによる危機から脱出するために瞬発力を高め、血管を収縮させて解糖系が優位な状態をつくります。これはとても大切な反応なのですが、ストレスが長く続くと、血管収縮も持続することになって、身体に悪影響が出てきます。

　どのような状態のときに、組織の酸素分圧を下げて、解糖系を働かせるのかというと、スポーツで機敏な動作をするときや、子どもの成長などで細胞の分裂を促す場合です。これらは生理的な調節となります。

　また恐怖や苦悩、恨みなどのマイナスの感情を持ったとき、働きすぎ、まじめに

考えすぎたときなどのように能力の限界に近づいた場合や、精神的、肉体的なストレスが重なった場合にも解糖系が優位に働きます。

4）がんが発症する条件

　以上の知識に基づいて、本章冒頭で述べたがん発症の原因を説明していきましょう。

　ストレスを受けて交感神経優位の状態が続いた場合、末梢血管の収縮によって血液はドロドロの状態になります。さらにこの状態が続くと酸素不足が生じて、ミトコンドリア系の働きが鈍くなり、代謝効率が落ちていきます。

　冷え性体質などもありますので、どこがはじまりであると決めることは難しいのですが、ストレスがはじまりとなって、ストレス→末梢循環障害→局所の酸素不足→代謝の障害→低体温→血管収縮による循環障害という悪循環が続くことは多くの症例で確認することができます。この悪循環こそが多くの病気の原因なのです。

　このような条件の下で、細胞は酸素不足の状態に適応するために、低酸素でもエネルギー産生ができる解糖系にシフトしていきます。ミトコンドリアは歴史的に分裂抑制因子を持っていますが、解糖系が優位になってくるとミトコンドリア自体が減ってしまいます。そうなるとさらに分裂が進行し、悪条件下では遺伝子の異常も発生しやすくなって、コントロールの効かなくなった一部の細胞ががん化するのです。

　毎日、人間の体内では約6000個のがん細胞が生まれていると考えられていますが、通常それらのがん細胞はリンパ球が処理してくれるので、がんの発症までには至りません。

　ところが低体温になると、免疫系を担うミトコンドリア系の白血球は減少し、がん細胞を処理する能力が低下してしまいます。これは犯罪者がどんどん増えている状況下で、取り締まるほうの警察の力が弱くなっていくようなものですから、荒れ放題の状態になってしまいます。

　さらに厄介なことには、強くなったがん細胞が警察である白血球まで手なづけてしまうのです。警察署長に該当するのはマクロファージという細胞ですが、このマクロファージががん細胞の味方になってしまうため、対抗する方法がなくなってしまいます。このようにしてがん細胞は増殖の勢いを増していくのです（第1章参照）。

がんの三大療法

　がんの三大療法については、欧米などでかなり見直されてきています。しかし日本では三大療法以外のがん治療は基本的に認めていないのが現状です。ほかの治療法もありますが、正式には認められていないため、保険診療の対象にはなりません。必然的に病院でがん宣告された患者さんは三大療法の治療を受けることになります。

　第2章の小川先生の闘病記からもわかるように、抗がん剤治療、放射線治療が患者にとってつらい治療法であることは耳にしますが、実際にどのような影響を体に及ぼしているか、その詳細なデータはあまり表に出てきません。そこで三大療法による体への影響を次ページからの4症例で検証したいと思います。

化学療法と放射線治療が自律神経に及ぼす影響

　三大療法は現代のがん治療の中心となるものですが、身体に与える侵襲には大きなものがあるといわれています。化学療法と放射線治療（以下両治療）を受けた患者さんに加療する機会を得ましたので紹介します。

　白血球分画と同時に、自律神経の反応とエネルギーの状態も観察しました。また水素ガス吸入による自律神経の変化も併せて報告します。水素は近年医学的効果が注目されているため、最も効果が高いと考えられる水素ガス吸入による自律神経の反応も調べました。

測定方法

1) アキュプロVによる全体のエネルギーの状態を6段階で測定。

2) エステック EIS/ESO による自律神経検査を随時行って、自律神経の反応を測定。

3) 白血球分画の変化を観察。

脾臓悪性リンパ腫の術後抗がん剤使用例

症例1　　　男性　56歳　会社員

初診　2017年7月1日

主訴　脾臓腫瘍。

経過　2016年5〜8月までC型肝炎の内服治療。同年7月腹部エコーで脾臓に5cm大の腫瘍が見つかり、8月14日に手術を予定していましたが、知人の紹介で手術前にエネルギーを調整することを目的に当医院で受診しました。

治療　波動水療法、磁気ベッド、水素ガス吸入、陶板浴でエネルギーを高める治療を行いました。

8月14日に手術を受け、病理結果は悪性リンパ腫（びまん性 largeBcell lymphoma）。エネルギーレベルは1でした。

CHOP療法を5クール行うと医師から指示されました。本人は化学療法を受けたくなかったのですが、化学療法を受けないと会社を退職しなければならなくなるため、断ることができずに開始しました。

治療経過　現在、C型肝炎の治療は抗ウイルス剤の内服となりますが、ウイルスが陰性化することがわかっています。今回の患者さんもこの治療を受けて陰性化したものです。そして1年後の腹部エコーで肝臓をチェックしたときに、脾臓で5cm大の腫瘍が見つかったため、脾臓摘出の手術をしましたが、実際は悪性リンパ腫だったということがわかりました。

肝炎の内服治療とリンパ腫の発症との因果関係はわかりませんが、エコー検査は以前から何回も受けているということですから、1年以内で発症したと考えられます。

手術後の退院時にも来院しましたが、本人はかなり弱った様子でした。お腹を開ける手術を受けるとそれだけでもかなりエネルギーが低下します。余談になりますが、現在の医療制度では、開腹手術をして約2週間後に患者は退院し、1カ月ぐらいで仕事に復帰しなければなりません。これは患者にとってかなり無理のかかることだと思います。特にがん治療でエネルギーを回復できないまま、次の治療に移る場合はとても厳しい状況となるでしょう。

表2 白血球分画の変化

検査日	白血球数	リンパ球比率	リンパ球数	顆粒球比率	顆粒球数	単球比率	単球数
2017年7月18日	6100	25.0%	1525	67.0%	4087	5.4%	329
9月5日	9200	29.0%	2680	58.9%	5410	5.3%	490
9月14日	9400	28.7%	2690	53.9%	5060	7.5%	700
9月25日	7600	36.3%	2760	49.4%	3790	6.4%	490
10月2日	7200	24.7%	1780	58.7%	4240	10.0%	720
10月19日（退院時）	1100	69.3%	762	4.3%	47	20.2%	222
11月27日	8100	13.3%	1070	71.0%	5720	13.9%	1134
12月18日	5600	15.3%	850	66.6%	3690	16.2%	907
2018年1月15日	5900	18.2%	1070	58.4%	3440	16.1%	950
4月6日	6600	27.3%	1801	58.7%	3874	6.3%	415

　本人の感想を含めた治療経過を報告します。化学療法開始後にまず出てきた副作用は脱毛でした。全身の毛がどんどん抜けていき、本人も覚悟はしていましたが、そのあまりの激しさに「諦めるしかなかった」ということです。同時にひどい全身倦怠感にも襲われました。「だるさで何もできないという日が続き、ときには起きていることもできない」状態になりました。

　最後まで残ったのが手の痺れでした。何をやってもビリビリした痺れがとれず、波動水療法、磁気ベッド、水素ガス吸入、陶板浴などでようやく乗り越えることができました。「3クール終わったときにあまりのつらさに治療をやめようかと思ったのですが、何とか乗り越えられたのはエネルギーを上げる治療のおかげだと思っています」というのが本人の感想です。とにかく強烈な冷えがあったため、身体を温める治療を受けていなかったら続かなかったということなのでしょう。

　5クールを終えたときに、担当の医師から「まだ元気そうだからさらに2クールやりましょう」と提案されました。元気そうに見えたのは、ほかの治療のおかげであると本人が確信していましたので、「これ以上の治療は身体が持ちませんのでお断りします」と伝えたそうです。

　その後1カ月経っても自律神経の反応はなかなか回復しない状態でしたから、「本当にあそこで止めておいてよかった」というのが本人の結論です。

　血液検査と自律神経の状態を確認します（表2）。10月19日の退院時の数値に注目すると、白血球は3000〜7000／μlが正常範囲ですが、1100／μlしかないのがわかります。これは無菌室に入る必要があるレベルの数値です。

　もちろん悪性リンパ腫は血液のがんですから、白血球を叩くという理屈はわかり

表3 自律神経の水素ガス吸入前後の変化

検査日	治療前					治療後				
	HF	LF	Stress	TP	LF/HF	HF	LF	Stress	TP	LF/HF
2017年7月31日 初診	33	111	700	161	3.4	67	245	390	346	3.6
10月27日 H2	72	39	221	124	0.5	68	103	642	190	1.5
10月30日 H2	38	98	687	152	2.6	30	83	506	125	2.7
11月24日 H2	56	140	430	218	2.5	92	195	367	319	2.1
12月11日 H2	263	251	154	624	1.0	85	148	424	258	1.7
2018年1月26日 H2	48	185	437	259	3.0	106	188	298	326	1.8
3月6日 H2	64	203	427	297	3.2	138	257	352	439	1.9
3月17日 H2	109	372	356	575	3.4	154	393	142	1660	2.6
正常範囲	220〜340	220〜460	≦180	≧780	≧2	220〜340	220〜460	≦180	≧780	≧2

ます。しかしこの急激な減り方は異常で、患者さんはフラフラになっている状態です。リンパ球は762/μlで、1000/μlに届きませんから、体内が大変な状況になっていることは想像できます。2018年4月以降は白血球分画もようやく通常の数値になりました。

　自律神経と水素ガス吸入との関係をデータで見てみましょう(表3)。HFは副交感神経(220〜340)、LFは交感神経(220〜460)、Stressはストレス・インデックス(≦180)、TPはトータルパワー(≧780)の略で自律神経の活動性をあらわします。LF／HFはストレス状態をあらわしていて、2を超えるとストレスのある状態と考えます。H2というのは最初に水素ガス吸入をしたということで、それに続いて磁気ベッドにも寝てもらいました。

　治療前のデータでは、初診のときから自律神経はとても不活発でエネルギーも消耗しているといえます。初診時ではこのように自律神経の状態が悪い患者さんがほとんどです。

　以降HFもLFも正常範囲をクリアしたのは1回だけで、自律神経の抑制された

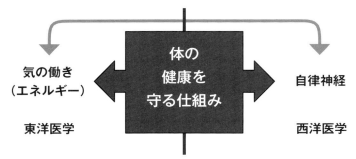

同じ働きを別の見方で見ていると考えるとわかりやすい

「気」の働きと「自律神経」の関係／第1章図6流用（21p）

状態を示しています。同時にTPは正常な値に達したことはなく、自律神経のパワーが極端に落ちていることがわかります。磁気ベッド、温熱療法、陶板浴などを続けていてもこの結果ですから、抗がん剤が自律神経の機能を抑制してしまうことがよくわかります。

　第1章でも示しましたが、「体を守る仕組み＝自然治癒力」は自律神経がバランスよく力強く働いているときに高まりますので、本症例のような条件下では、自然治癒力がうまく機能することはできません。この結果を参考にして、最終的にどのような治療を選ぶかは自分自身で判断すべきでしょう。

　治療前と治療後の比較をしてみると誰にでもわかることですが、水素ガスを吸った後に少しだけ反応が出ているくらいです。

　3月になって交感神経だけがやっと正常範囲まで戻りましたが、それ以外は数値が正常範囲になったことは一度もありません。

　この結果から、統計的な証明ではありませんが「抗がん剤治療をしていると、水素ガスを吸入しても自然治癒力はなかなか回復しない」という事実が見えてきます。水素は活性酸素を除去しますが、根本的なエネルギー低下には効果がないということです。

　例えば水素風呂などを使って治療をしても、抗がん剤治療を受けていると、思うような効果が得られない可能性も考えられます。

前立腺がんの放射線治療施行例

症例2　　男性　69歳　無職

初診　2017年10月30日

主訴　前立腺がん。

経過　2013年に前立腺がんの診断、他院の波動療法で消失。2016年5月PSA80、肝臓転移。ホルモン治療を開始しましたが身体にきつくてつらかったそうです。2017年3月に手術治療の方針に変わったためホルモン治療は中止しました。

同年12月に手術を予定していましたが、8月に血糖値が500mg/dlになり緊急入院、HbA1c 14％。手術は本人の希望で中止となりました。

悪性度が高いがんのため、医師から放射線治療を強くすすめられて同意。2018年1月15日から39回の放射線治療を行い、同年3月14日に終了。

治療　初診時PSAが0.71と落ち着いていましたが、エネルギーレベルが1であったため、エネルギーを上げる治療を開始。2017年11月6日に1回目、12月に2回目の波動療法を行いました。この間も「体がしんどい」とくりかえし訴える状態でした。

2018年1月15日から39回の放射線治療を受け、3月14日に終了。同年2月21日12回目の治療終了時に3回目の波動療法を行いました。

放射線治療を重ねるにつれて体力を消耗し、磁気ベッド、水素ガス吸入でもエネルギーレベルは不安定な状態でした。

3月17日放射線治療終了後、自律神経の状態はHF、LFとも低値のままで、磁気ベッドと水素ガス吸入の治療後もあまり変化はありませんでした。3月5日の検査では白血球が4000/μl、リンパ球は10.8％で432/μlと信じられないような数値でした。

治療経過　ホルモン療法を開始してから身体がとてもだるく、体調がすぐれなくなったため、主治医に相談して2016年3月にホルモン治療を中止してもらいました。がんの悪性度が強いことを理由に、1年以内の手術を主治医がすすめてきたので了解したものの、8月に血糖値が500mg/dlを超え、HbA1cが14％になっ

表4 白血球分画の変化

検査日	白血球数	リンパ球比率	リンパ球数	顆粒球比率	顆粒球数	単球比率	単球数
2017年7月18日	3500	37.7%	1320	48.8%	1708	10.0%	350
9月5日	4780	21.3%	1018	69.4%	3317	7.8%	373
9月12日	4360	28.4%	1238	61.1%	2664	8.9%	388
10月3日	3290	38.3%	1260	48.9%	1609	11.6%	382
10月10日	3730	36.5%	1361	53.4%	1992	9.1%	339
10月30日	7900	26.4%	2086	68.2%	5388	3.9%	308
2018年1月22日	5000	19.3%	965	69.8%	3490	6.7%	335
2月16日	7700	6.9%	531	80.5%	6199	7.2%	554
3月1日	9200	3.4%	313	88.8%	8170	5.9%	543
3月5日	4000	10.8%	432	77.6%	3104	8.6%	344
4月7日	9600	7.5%	720	89.0%	8544	3.5%	336

表5 自律神経の水素ガス吸入前後の変化

検査日	治療前					治療後				
	HF	LF	Stress	TP	LF/HF	HF	LF	Stress	TP	LF/HF
2017年10月30日 磁気ベッド	106	209	275	351	2.0	147	323	241	523	2.2
11月6日 H2	63	142	312	228	2.2	58	221	378	316	3.8
2018年2月2日 H2	88	215	245	349	2.5	287	104	99	585	0.4
3月17日 磁気ベッド+H2	73	159	303	258	2.2	102	217	213	464	2.1
3月24日 磁気ベッド+H2	150	179	178	490	1.2	95	210	221	457	2.2
3月31日 磁気ベッド+H2	177	168	303	328	1.3	96	96	358	214	1.0
4月7日 H2	118	208	247	362	1.8	111	199	180	618	1.8
正常範囲	220〜340	220〜460	≦180	≧780	≧2	220〜340	220〜460	≦180	≧780	≧2

たため緊急入院して加療しました。

　このときの様子から本人が手術拒否を申し出たところ、主治医からPSA値が低いうちに放射線でがん細胞を叩いたほうがよいと説得されました。

　10月30日の初診でエネルギーレベルが1でしたが、磁気ベッド、波動水などの治療で、エネルギーレベルは5に上がりました。

放射線治療を開始後に身体のだるさがひどくなり、週1回の当院治療でもエネルギーが維持されない状態となり、体調不良が続きました。

血液検査のデータを見ると、放射線治療開始前まではリンパ球は21.3〜38.3％、リンパ球数も1018〜2086／μl、体調による変化も原因だと思われますが、放射線治療開始後は19.3％から下がっていき、3.4％〜10.8％、313〜965／μlと大きく減少しました。放射線治療は免疫を下げるといいますが、これほどの変化を見ると恐ろしくなります。

2018年4月7日にはリンパ球数は徐々に増加しているように見えますが、白血球が9600／μlと増加しているため、体内の炎症は続いていると考えられます。このときの患者さんの様子は本当につらそうでした (表4参照)。

自律神経の反応を見ると治療前はHF、LF、TPともに低く、ストレスが高く、自律神経があまり働いていない状態でした。水素ガス吸入によって、2018年2月2日、3月17日は副交感神経が少し反応しましたが、自律神経の反応に回復は見られませんでした。

このため3月17、24、31日は磁気ベッドと水素ガス吸入を同時に行いましたが、正常範囲までは回復しませんでした。以上の結果から、放射線治療の自律神経に与える影響は軽視できないと考えます (表5参照)。

乳がん術後の抗がん剤治療例

症例3　　　女性　47歳　主婦

初診　2017年12月27日

主訴　左乳がん (切除後)。

経過　2017年11月26日に全摘術、リンパ郭清。2018年1月22日から化学療法 (CEF療法を3週ごとに4回、続いてタキソールを4回予定)。知人の紹介で、エネルギーレベルを上げるために当医院に来院。

治療　波動水療法、磁気ベッド、水素ガス吸入などによって加療。患者の希望通りエネルギーレベルを5に上げてから、1月22日に化学療法を開始。同月26日にはエネルギーレベルが1になりました。

治療経過　手術前の2017年9月26日の血液像はリンパ球19％、顆粒球76％と交感神経優位な状況にあることがわかりました。化学療法開始までに3回の治療を行い、2018年1月20日にはエネルギーレベルが5まで改善したので、「がんばって化学療法を乗り切ってください」と励ましました。

1月22日の化学療法（CEF療法）前の採血で得た血液検査の結果では白血球6500／μl、リンパ球22％で1450／μlと初診時に比べてリンパ球数が増えてかなり改善していました。

化学療法を開始してからリンパ球は2月に11％で1010／μl、3月は9％で790／μlと1000を切る状態です（表6参照）。

自律神経については、化学療法開始後10日目の2月2日には正常といってもよい状態で、水素ガス吸入にも反応を示しました。しかし、3回目の治療を行った後の3月30日にはほとんど反応しなくなりました（表7参照）。4月2日に4回目のCEF療法を行った後、タキソールを3週ごとに6月25日まで4回行う予定です。

表6　白血球分画の変化

検査日	白血球数	リンパ球比率	リンパ球数	顆粒球比率	顆粒球数	単球比率	単球数
2017年9月26日	8300	19.0%	1577	76.0%	6308	3.0%	249
12月27日	5700	20.2%	1150	74.4%	4240	3.3%	190
2018年1月22日	6500	22.0%	1450	67.0%	4410	6.0%	370
2月19日	9200	11.0%	1010	82.0%	7560	6.0%	540
3月12日	9000	9.0%	790	78.0%	6980	12.0%	1050

表7　自律神経の水素ガス吸入前後の変化

検査日	治療前					治療後				
	HF	LF	Stress	TP	LF/HF	HF	LF	Stress	TP	LF/HF
2018年2月2日 H2	346	650	88	1732	1.9	466	825	106	1856	1.8
3月30日 H2	36	52	841	98	1.5	74	84	228	175	1.1
4月10日 H2	105	311	297	610	3.0	311	719	168	1466	2.3
正常範囲	220〜340	220〜460	≦180	≧780	≧2	220〜340	220〜460	≦180	≧780	≧2

化学療法開始からエネルギーレベルの変化を確認していますが、磁気ベッド、波動療法、水素ガス吸入などの治療を行ったときには改善しますが、化学療法を受けた後にはエネルギーレベルが1〜2に下がるという激しい変化をくりかえしています。

　4月10日の水素ガス吸入にとても反応しました。まだ治療は続きますが、経過を見ながら自律神経の回復を目指してサポートしていきたいと思います。

　この方はしばらく時間を置いて、9月から放射線治療を行うことになっているということです。まだ治療から解放されるには時間がかかるようです。

化学療法を拒否した大腸がんの症例

症例4　　　　女性　39歳　主婦

初診　2018年1月19日

主訴　S状結腸がん、傍大動脈リンパ節転移。

経過　5年前に父親が肺がんで他界、その当時読んだ書籍で福田—安保理論を知りました。

　2016年10月に血便があり、12月に内視鏡で大腸がんの診断を受けました。病院で手術を予定していましたが、CTでリンパ節転移が見つかり、手術適応外とされ、腫瘍内科を紹介されました。

　2017年1月19日に治療法に迷って当医院を受診。父親のがん治療の結果を知っているため、「三大療法は受けたくない」と考えているものの、迷っている様子もありました。1月末に病院の医師の面接がありましたが、そのときの医師の言動に怒りを覚えたため、自分で治すと決断したそうです。

　生活状況は、睡眠が平均6時間くらいで、夫がはじめた店を手伝いながら、二人の小さな子どもを育てているために多忙です。出産後から肩こりを感じるようになり、手足の冷えがあって、生理痛もかなり強いそうです。

　若いときはバスケットの選手だったので、方針が決まればそれに合わせて突き進むファイタータイプの性格です。

治療 波動水、温熱治療、刺絡療法、水素ガス吸入、磁気ベッドなどを組み合わせて加療しています。

治療経過 安保先生の書籍を読んでいたこともあって、化学療法での治療に疑問を持っていました。健康には自信があったので自分自身ががんになったことに大きなショックを受けていました。

病院の医師から「薬の使い方で、効果にどれだけ違いが出るかを調べる治験に参加してください」と協力を頼まれましたが、「その薬で私のがんは治るのですか」と聞いたところ、「あなたは助からない」と宣告されました。その言葉に怒りを覚えて自分で治すことを決心したそうです。

波動療法、磁気ベッド、水素ガス吸入、温熱療法などで元気を回復してきており、現在も治療継続中です。また消化管のがんなので薄上酵素を使用しています。エネルギーレベルも5で元気な子どものような状態です。

血液検査でも初診時リンパ球20%、1150/μlでしたが、測定するたびにリ

表8　白血球分画の変化

検査日	白血球数	リンパ球比率	リンパ球数	顆粒球比率	顆粒球数	単球比率	単球数
2017年12月27日	5700	20.2%	1150	74.4%	4240	3.3%	190.0
2018年1月19日	5400	23.9%	1291	67.8%	3661	2.2%	118.8
1月23日	4800	27.5%	1320	65.0%	3120	4.0%	190.0
2月9日	4400	26.2%	1153	67.1%	2952	4.1%	180.4
3月5日	4000	29.5%	1180	63.8%	2552	2.7%	108.0

表9　自律神経の水素ガス吸入前後の変化

検査日	治療前					治療後				
	HF	LF	Stress	TP	LF/HF	HF	LF	Stress	TP	LF/HF
2018年1月19日 磁気ベッド	471	1047	80	2364	2.2	324	1035	73	1676	3.2
3月5日 H2	568	261	199	1095	0.5	1307	905	46	1902	0.7
3月30日 H2	261	294	110	1028	1.1	779	1043	57	3661	1.3
正常範囲	220〜340	220〜460	≦180	≧780	≧2	220〜340	220〜460	≦180	≧780	≧2

ンパ球の割合が上がっています。これは自律神経のバランスが回復してきたことをあらわしています。しかしリンパ球数はまだ1100〜1300／μlぐらいのため、運動してリンパ球数を増やすことが課題になっています（表8参照）。

自律神経の反応も初診時はLFが高く、強い交感神経緊張状態を示していましたが、3月になると体調の改善とともにバランスがとれてきて、水素ガス吸入でもHF、LF、TPなどが反応して、正常な状態になっています（表9参照）。

本症例は、両療法を受けたほかの3名との違いを比較するために取り上げました。同じがん患者さんのデータでも大きく違うことがわかります。

症例のまとめ

4例のがん患者さんの状況を紹介しました。どの方も現在治療継続中ですが、それぞれのエネルギーの回復がうまくいけば、自然治癒力も回復するでしょう。要点を以下に紹介いたします。

○化学療法・放射線治療（両療法）と自律神経の関係を症例にて検討しました。
○がん患者さんは著しくエネルギーレベルが低下し、白血球のバランスも悪くなっていました。
○自律神経も悪い状態であることが明らかになりました。
○普通は磁気ベッド治療を重ねると自律神経も改善しますが、両療法を受けていると自律神経の反応がほとんど見られないことが明らかになりました。
○水素ガス吸入の場合も通常は自律神経が活発化しますが、両療法を受けていると反応が鈍い結果となりました。
○自律神経は自然治癒力を維持していくうえで重要な働きをしていますが、両療法では自律神経の働きが抑えられてしまうため、決してすすめられる治療ではないと考えます。

症例1〜3はとてもつらいケースで、それぞれの患者さんが苦しい思いをして乗り越えられたことがわかります。何度も強調しますが、自然治癒力を維持するのが自律神経です。その自律神経を痛めつける治療法が体によいわけがないのです。

治療の選択

　最後にどのような治療を選択すればよいのかを考えてみます。参考として当医院での患者さんへの対応を紹介します。

がん患者さんへの対応の基本

　○患者さんの状況の把握（がん発見までの経過、検査結果、治療内容と状態）。
　○患者さんの受診の意図を確認（「自分で治す」という気持ちがしっかりしているか、どのような治療を望んでいるのかなど）。
　○家族の理解を確認（家族はどの程度患者さん本人の気持ちを理解しているか、家族は患者さんの置かれた状況をどう思っているかなど）。
　○自律神経病理論の理解度（福田―安保理論を知らない患者さんもいるため、本人の理解度を確認）。
　○生活の転換（患者さん本人が今までの生き方を変えることができるかどうか）。
　○経済的な問題（治療に必要な費用の確認）。
　○患者さんの状況はそれぞれ違うので十分話し合い、慎重に対応する。

　以上は治療家から患者さんへの対応をまとめたものですが、患者さんが置かれた状況は一人ひとり違いますので、バックグラウンドをしっかり把握する必要があります。また患者さん自身もこうした内容を検討することが必要です。
　これらはすべて大事なことですが、本人の意識とともに「家族の理解」はとても重要になります。患者さん本人がいくらがんばっていても、親戚を含めた家族の理解が足りないと、親類との関係自体がとても大きなストレスになってしまうことがあるからです。
　家族で自律神経病理論を理解している場合は、「一致団結してがんを克服する」という共通の意思が生まれ、よい結果を得ることが多いようです。

　誰がいつがんになっても不思議はないというストレスの多い現代では、常日頃から病気、特にがんについて勉強して、その知識を家族と共有しておくことが大切です。
　日本自律神経病研究会では、がんを治すにはがんが発症した過程を逆に辿ればよいと考えています。
　それは、体を温め、血液循環をよくして、細胞がミトコンドリア系のエネルギー

産生に戻ることなのです。具体的には第2章でスキルス性胃がんを自己治癒させた方の報告が参考になると思います。

当研究会の会員はこうした問題を研究してきました。がんの化学療法の後遺症を鍼灸、そのほかの治療で支えてきた第3章の症例報告にもあるように、方法はそれぞれですが自律神経を正常に保つことの大切さを理解しています。

もちろんがんの三大療法も必要に応じて受けることは否定しません。例えば管状になっている腸管、胆管、膵管などは詰まってしまうと大変ですから、手術も必要になります。焼き切れるような小さながん細胞は、焼いてしまうことに反対はしません。手術でとれるものはとってもいいでしょう。

しかしがん患者のなかには症例4のように、「手術不能、抗がん剤治療しか方法がありません」と宣告されてしまう方もいます。このような方こそ、「抗がん剤は余命延長の手段でしかない」のですから、腹を決めて自分で治すという方向に向かえばよいと思います。

そして病気を契機として、このような状態をつくり出してしまった生き方を反省し、「生き方を変えれば病気が治る」という言葉を捉え直していってもらいたいのです。

刊行を終えて

　私は日本自律神経病研究会で副理事長を務めさせていただいておりますが、本書の出版にあたり、これほど内容の濃い症例報告が集まったことに驚いています。福田―安保理論を自律神経病理論として残し、発展させたいという会員のみなさまの気持ちがいかに強かったかということがわかり、大きな感銘を受けました。

　自律神経病理論はごく当たり前のことをいっていると思います。病気の原因は自律神経の不調であり、「根本的な原因から治さなければ病気は治らない」ということです。

　それでは、自律神経の不調を治すことができる治療家はどこにいるのかというと、当研究会で真剣に勉強して治療に取り組んだ人だけしかいないということになります。なぜなら、自律神経病という概念そのものを理解しなければ、この治療はできないからです。その意味で、症例報告は、当研究会の会員がとても苦労して一人ひとりの患者さんに接していることがわかる内容だと思います。真の治療家になるにはまだまだ時間がかかると思いますが、会員一同真摯な態度でよりよい治療家を目指していきたいと考えております。

谷口茂樹（日本自律神経病研究会副理事長）

　福田、安保両先生を中心とした研究会に集まられた医療関係者や出版社・放送関係者との出会いと、何よりも福田―安保理論に関心を示された一般の方々の大きな力に感謝いたします。福田先生の刺絡療法からつむじ療法に至る経過に立ち会うことで、常人には思いつかない治療法を開拓した先生の天才性と個性的な魅力に惹きつけられました。安保先生は大天才というべき存在であり、新しい理論を次々と展開されましたので、その内容を理解するだけでも大変でした。また、先生のとつとつとした喋りに惹きつけられた方も多かったのではないでしょうか。

　常識の裏に隠れた真理を引き出す自律神経病理論のすばらしさに気がつく方が今後もどんどん増えることを願っています。いつでも遅いということはありません。日本自律神経病研究会に参加されれば、健康のためのお手伝いをいたします。

内野孝明

　本書でも紹介されていますが、私は福田、安保両先生と出会っていなかったら、もう生きてはいなかった人間です。がんの手術、放射線治療、がんの再発、化学療法という定型的な治療を受けるなかで、ギリギリのタイミングで福田―安保理論と福田先生の刺絡療法に救われました。そこから人との出会いや運などについて深く考えるようになりました。その恩

返しの意味もあって、日本自律神経病研究会の理事を務めてきましたが、本書が出版されることによって、自律神経病理論が一層発展すると思っています。

　安保先生が御逝去されてからおよそ2年が経ちます。その間、当研究会が解散して自律神経病理論が消え去ってしまうのではないかという危機的な状況もありました。しかし、現在残った会員の懸命の努力によって基礎固めができ、素晴らしい再始動をすることができたと思います。自律神経の不調には歯科領域の問題が密接に関係しています。これからも歯科医師として自律神経病を治すことに注力していきます。

小川優

　私と安保先生は高校の同学年でしたが、先生の成績は常に学年トップクラスで、私にとっては雲の上のような存在でした。そして本当にこんなに早く雲の上に行ってしまわれたことは残念でなりません。しかし本書を読んで、先生の志は日本自律神経病研究会に引き継がれ、立派に育って雲の上を大きく羽ばたかれることと確信しました。

　自律神経の不調が病気を引き起こすという自律神経病理論は、これまで誰も気づかなかった考え方です。それを基礎から理論づけた福田、安保両先生の功績はノーベル賞級だと思います。一度ご本人にそんな話をしたことがありましたが、安保先生の「そんなつくられたものはいらない」という言葉が今でも耳に残っています。いつか世の中の見方が変わる日が来ると思います。それを楽しみにしています。

川田信昭

　まず本書の上梓にあたり、快くご協力をいただいた日本自律神経病研究会の会員のみなさまに感謝いたします。また、諸々の難問をクリアして出版の準備をしていただいた静風社の岡村静夫氏と真名子漢氏、並びに社員のみなさまに感謝いたします。

　福田、安保両先生が打ち立てられた「自律神経と免疫の理論」を引き継ぎ、「自律神経病理論」として発展させたいという当研究会の有志の想いが形になったということで、泉下におられる両先生にも満足していただけるのではないかと思います。

　現象にはすべて原因があります。これを「因果の法則」といいますが、病気にもこれが当てはまります。病名は結果にすぎません。一時的に症状を改善、コントロールする必要があるときには現代医療を大いに活用しましょう。そして一時しのぎの後はご自身で病気の根本的な原因を治していきましょう。本書がそのお手伝いになれば幸いです。

永野剛造（日本自律神経病研究会理事長）

参考文献

●安保徹著書
　『免疫革命』（講談社）
　『「薬をやめると」病気は治る』（マキノ出版）
　『体温免疫力』（ナツメ社）
　『安保徹の新体温免疫力』（ナツメ社）
　『安保徹のやさしい解体新書』（実業之日本社）
　『ガンは自分で治せる』（マキノ出版）
　『病気にならない常識』（創英社／三省堂書店）

●福田稔著書
　『ガンはここまで治せる！』（マキノ出版）
　『病気が治る人の免疫の法則』（WAVE出版）
　『「自律神経免疫療法」入門』（三和書籍）

●永野剛造著書
　『エネルギー医学で病気を治す』（コスモの本）
　『病気は治ったもの勝ち！』　丸山修寛共著（静風社）

●その他
　『非常織の医学書』　　　　　安保徹、福田稔、石原結實共著（実業之日本社）
　『非常識の医学が病を治す』　安保徹、福田稔、永野剛造共著（実業之日本社）
　『鍼灸美容学』王財源編集（静風社）

執筆者一覧

- 阿部　昌義（歯科医師）
  ホープ歯科クリニック　〒948-0051 新潟県十日町市寿町 2-6-25　　　　　TEL025-752-0525
- 内野　孝明（鍼灸師）
  内野治療院　　　　　　〒208-0002 東京都武蔵村山市神明 2-5-1　　　　　TEL042-561-6068
- 小川　優（歯科医師）
  アスティ歯科クリニック　〒060-0004 北海道札幌市中央区北 4 条西 5 丁目 - 6F　TEL011-205-6363
- 片山　修（歯科医師）
  片山歯科医院　　　　　〒957-0016 新潟県新発田市豊町 2-1-20　　　　　TEL0254-22-1188
- 川田　信昭（医師）
  かわだ東洋クリニック　〒211-0005 神奈川県川崎市中原区新丸子町 695-2-1F　TEL044-738-2830
- 笹原　茂儀（鍼灸師）
  なかむら鍼灸接骨院　　〒416-0944 静岡県富士市横割 1-6-3　　　　　　TEL0545-61-1073
- 髙木　智司（医師）
  心神診療室　　　　　　〒463-0055 愛知県名古屋市守山区西新 4-8　　　　TEL080-6913-0148
- 髙瀬　裕司（鍼灸師）
  桜鍼灸整骨院木川東　　〒532-0012 大阪府大阪市淀川区木川東 1-10-32-102　TEL06-6718-5537
- 谷口　茂樹（鍼灸師）
  たにぐち兄弟治療院　　〒603-8167 京都府京都市北区小山西大野町 78-102　TEL075-432-5144
- 永野　剛造（医師）
  永野医院　　　　　　　〒151-0072 東京都渋谷区幡ヶ谷 2-6-5-2F　　　　TEL03-5371-0386
- 松見　哲雄（歯科医師）
  松見歯科診療所　　　　〒761-8015 香川県高松市香西西町 7　　　　　　TEL087-881-2323
- 吉田　純久（鍼灸師）
  吉田鍼灸指圧治療院　　〒885-0092 宮崎県都城市南横市町 7879-2　　　　TEL0986-23-8531

「☆厳選☆日本自律神経病研究会会員の医療機関と診療施設」

地方	所属	会員氏名	業種区分
北海道・東北地方	丸山アレルギークリニック	丸山　修寛	医師
	アスティ歯科クリニック	小川　優	歯科医師
関東地方	永野医院	永野　剛造	医師
	青山・まだらめクリニック	班目　健夫	医師
	かわだ東洋クリニック	川田　信昭	医師
	望美楼歯科クリニック	酒井　一	歯科医師
	清水歯科医院	清水　敦	歯科医師
	友愛歯科クリニック	阿部　和正	歯科医師
	跡部鍼灸治療院	跡部　正信	鍼灸師
	マリア堂はりきゅう自然治療院	金子　綾子	鍼灸師
	ソーケン鍼灸マッサージ院	矢崎　俊一	鍼灸師
	ゆったり健体院みやけ	三宅　康則	鍼灸師
	内野治療院	内野　孝明	鍼灸師
	水林鍼灸院	鵜澤　政弘	鍼灸師
中部地方	今池内科・心療内科	小林　昭彦	医師
	心神診療室	高木　智司	医師
	三才山病院	泉　從道	医師
	片山歯科医院	片山　修	歯科医師
	ホープ歯科クリニック	阿部　昌義	歯科医師
	山王歯科	伊井　克安	歯科医師
	B-bee ヘルス・ラボ	石橋　恵理	柔道整復師
	なかむら鍼灸接骨院	笹原　茂儀、井出　智子	鍼灸師
関西地方	いきいきクリニック	牧　典彦	医師
	わたなべ皮フ科形成外科	渡辺　奈津	医師
	桜鍼灸整骨院木川東	高瀬　裕司	鍼灸師
	たにぐち兄弟治療院	谷口　茂樹、奥村　敦子	鍼灸師
	江田鍼灸治療院	江田　元一	鍼灸師
四国地方	松見歯科診療所	松見　哲雄	歯科医師
九州地方	吉田鍼灸指圧治療院	吉田　純久	鍼灸師

郵便番号	住所	電話番号
〒982-0007	宮城県仙台市太白区あすと長町 4-2-10	022-304-1191
〒060-0004	北海道札幌市中央区北4条西5丁目-6F	011-205-6363
〒151-0072	東京都渋谷区幡ヶ谷 2-6-5-2F	03-5371-0386
〒107-0062	東京都港区南青山 2-26-35-6F	03-3405-4976
〒211-0005	神奈川県川崎市中原区新丸子町 695-2-1F	044-738-2830
〒171-0031	東京都豊島区目白 1-7-17-1F	03-3983-2369
〒369-1211	埼玉県大里郡寄居町赤浜 1415-1	048-582-2525
〒364-0031	埼玉県北本市中央 1-63-3F	048-592-7148
〒151-0072	東京都渋谷区幡ヶ谷 2-1-8	03-3374-5636
〒110-0015	東京都台東区東上野 3-9-6	03-5826-8308
〒171-0033	東京都豊島区高田 1-36-20-3F	0120-28-1811
〒186-0001	東京都国立市北 1-4-1-102	042-572-4918
〒208-0002	東京都武蔵村山市神明 2-5-1	042-561-6068
〒215-0011	神奈川県川崎市麻生区百合丘 1-20-7	080-5171-0120
〒464-0850	愛知県名古屋市千種区今池 3-12-14-1F	052-733-5221
〒463-0055	愛知県名古屋市守山区西新 4-8	080-6913-0148
〒386-0393	長野県上田市鹿教湯温泉 1777	0268-44-2321
〒957-0016	新潟県新発田市豊町 2-1-20	0254-22-1188
〒948-0051	新潟県十日町市寿町 2-6-25	025-752-0525
〒915-0882	福井県越前市上太田町 23-3-10	0778-24-1766
〒410-0813	静岡県沼津市上香貫三園町 1377-4	090-7037-5461
〒416-0944	静岡県富士市横割 1-6-3	0545-61-1073
〒530-0046	大阪府大阪市北区菅原町 10-32-3F	06-6360-6588
〒581-0802	大阪府八尾市北本町 1-3-5	072-993-4676
〒532-0012	大阪府大阪市淀川区木川東 1-10-32-102	06-6718-5537
〒603-8167	京都府京都市北区小山西大野町 78-102	075-432-5144
〒606-8233	京都府京都市左京区田中北春菜町 31-2	075-712-0122
〒761-8015	香川県高松市香西西町 7	087-881-2323
〒885-0092	宮崎県都城市南横市町 7879-2	0986-23-8531

■編集

日本自律神経病研究会
　２００１年４月１日に日本自律神経免疫治療研究会を設立し、２０１６年４月１日に日本自律神経病研究会と名称を変更。「自律神経を正せば病気は治る」という福田―安保理論を基に、自律神経免疫療法の進歩と普及を目的として発足し、現在では、「自律神経の不調で病気が起こる」という病気の原因を重視した自律神経病理論を広く普及させることを目標として活動している。

連絡先　日本自律神経病研究会事務局
〒151-0072 東京都渋谷区幡ヶ谷２－６－５－２F　永野医院内
TEL：０３－５３７１－０３８６　FAX：０３－５３７１－０３８０
日本自律神経病研究会公式サイト http://immunity-club.com

生き方を変えれば病気は治る　アトピー、がん、うつ病は自律神経の不調が原因だった

2018年11月15日　第１刷発行

編　　集　日本自律神経病研究会
発　行　者　岡村靜夫
発　行　所　株式会社静風社
　　　　　　〒101-0061
　　　　　　東京都千代田区神田三崎町２丁目20-7-904
　　　　　　TEL 03-6261-2661　FAX 03-6261-2660
　　　　　　http://www.seifusha.co.jp
本文・デザイン　有限会社オカムラ　株式会社ニホンバレ
カバーデザイン　岡村恵美子
印刷／製本　モリモト印刷株式会社

©NIHONJIRITUSHINKEIBYOUKENKYUKAI
ISBN978-4-9909091-4-7
Printed in Japan
落丁、乱丁本は弊社送料負担にてお取り替えいたします。

本書の複写にかかる複製、上映、譲渡、公衆送信（送信可能化も含む）の各権利は株式会社静風社が管理の委託を受けています。

JCOPY〈(社)出版者著作権管理機構 委託出版物〉
本書の無断複写（電子化も含む）は著作権法上での例外を除き、禁じられています。複写される場合は、そのつど事前に、(社)出版者著作権管理機構（電話 03-3513-6969、FAX 03-3513-6979、e-mail : info@jcopy.or.jp）の許諾を得てください。